Audrey Favreau

Le YOGA restauratif

32 postures

pour se détendre réellement

Grancher

« Le livre de la professeure de yoga Audrey Favreau, Le Yoga restauratif, 32 postures pour se détendre réellement, *en plus d'être un livre esthétiquement beau, est une contribution particulièrement pertinente et importante dans le domaine du restorative yoga. Avec des photos et des explications claires, Mme Favreau nous montre la beauté intérieure et extérieure de la pratique d'un repos profond et conscient. Il ne pourrait pas y avoir de meilleur moment pour incorporer les postures proposées par ce livre dans votre pratique de yoga et votre vie. » Judith Hanson Lasater, Ph.D., PT, professeur de yoga depuis 1971, et auteur de 10 livres, dont* Yoga Myths : What You Need to Learn and Unlearn for a Safe and Healthy Yoga Practice *(Septembre 2020)*

ISBN : 978-2-73391-527-1

355, rue de la Montagne Noire
31750 Escalquens

grancher@piktos.fr
www.grancher.com

Publié en Italien par Edizioni Mediterranee en 2021 sous le titre *Restorative yoga, Ritrova la calma, gestisci ansia, rabbia, depressione*

Photographies : Carlo Cattadori

Mise en page : Caroline Robin, LaPlumegraphik

Responsable éditoriale de la version française : Mathilde Rivalin

TABLE DES MATIÈRES

PRÉFACE

Je me suis mise au yoga restauratif de façon plutôt réticente. Durant mon enfance, dans les années 1990, nous passions nos étés dans des centres de retraite de yoga, des endroits magnifiques tels que le Montana ou le Sud de la France, où ma mère, Judith Hanson Lasater, enseignait toute la journée. Je rôdais dans les alentours en essayant de ne pas faire trop de bruit. Je me rappelle plus particulièrement ces après-midi, durant lesquels les adultes pratiquaient le yoga restauratif, comme des périodes interminables. Je me demandais alors : « Mais qu'est-ce qu'ils font, là-dedans ? » Paresser sur des coussins semblait extrêmement ennuyeux.

Il s'avère que « paresser sur des coussins » n'est pas ennuyeux. Au contraire, c'est un acte courageux d'accueil et de réflexion. Cela nous permet de ne plus être obsédés ni par la productivité ni par notre besoin de *faire*, mais de créer un espace dans lequel nous avons seulement besoin d'être. Dans cet espace, et en particulier lors des moments de calme après notre pratique, nous prenons conscience que nous ne faisons qu'un. Nous permettons alors à la créativité de surgir, à l'intuition de se manifester et à notre sagesse de briller. C'est pour cette raison que j'enseigne désormais ce style de yoga, que ce soit en ligne ou dans le cadre d'ateliers internationaux.

Comme l'écrit ma mère dans son livre *Restore and Rebalance*, le yoga restauratif « apaise et calme un système nerveux épuisé et un mental éprouvé[1] ». Ce style de yoga permet de remodeler notre système nerveux. Au cours des dernières décennies, depuis ces longs après-midi d'été ennuyeux, je me suis rendu compte que cette pratique est devenue de plus en plus nécessaire. Le yoga restauratif nous offre aujourd'hui une opportunité unique d'équilibrer notre quotidien citadin, marqué par un rythme effréné. Selon moi, plus notre vie professionnelle, sociale et politique passe par Internet, plus nos corps physiques ont soif de ce type de technique de réduction du stress. Autrement dit, plus nos vies s'accélèrent, plus nous avons besoin de moyens pour ralentir, pratiquer l'introspection et nous apaiser.

J'ai passé cette année 2020, l'année du virus, principalement à la maison avec mes jumeaux nouveau-nés. Je les ai regardés, avec joie, apprendre à s'endormir. Lorsque je les mets dans leur berceau, somnolents mais encore éveillés, et qu'ils s'endorment d'eux-mêmes, ils passent successivement de l'état d'éveil à la relaxation puis au sommeil. Cette attitude naturelle est très proche de ce que nous faisons lorsque nous pratiquons le yoga restauratif. Bien que notre objectif ne soit pas d'induire le sommeil, nous explorons une technique de relaxation efficace qui permet de calmer nos systèmes nerveux épuisés et nos esprits éprouvés.

1. Judith Hanson Lasater, *Restore and Rebalance*, 2017.

Chaque jour, nous cherchons des moyens d'apaiser notre système nerveux. Parfois, nous le faisons avec un verre de vin, ou bien un bon bain chaud, ou en nous détendant sur le canapé devant la télévision. La caractéristique du yoga restauratif est qu'il nous offre un moyen d'apaiser *consciemment* notre système nerveux. Dans cette pratique, nous passons d'un système nerveux sympathique dominant à un système nerveux parasympathique prépondérant. Nous passons du stress à la relaxation.

Dans cet ouvrage, Audrey Favreau présente un tableau complet de la nécessité de cette pratique enrichissante et de son fonctionnement. De l'histoire du yoga restauratif à l'épidémie actuelle de stress, en passant par le réflexe de relaxation, ce livre nous invite à ralentir et à choisir de faire moins. Les chapitres sur l'équilibre émotionnel sont particulièrement importants car, maintenant et plus que jamais, nous sommes de plus en plus nombreux à souffrir d'anxiété, d'insomnie, de colère et de dépression.

Je vous souhaite un très beau voyage dans l'apprentissage de cet art de la détente. Mon conseil est d'avancer lentement et d'être doux avec vous-même. Rappelez-vous que, tout comme lorsque j'étais enfant, il est possible que vous éprouviez de la réticence ou des moments de doute. Mais je suis persuadée qu'en suivant les conseils avisés d'Audrey avec persévérance, bienveillance et curiosité, vous connaîtrez la joie de la relaxation. Vous apprendrez à ralentir et à écouter la sagesse de votre cœur.

Lizzie Lasater

Salzbourg, août 2020

INTRODUCTION

J'ai un souvenir très clair de ma première leçon de yoga : j'avais 6 ans et ma mère m'avait emmenée à son cours. J'avais essayé de suivre tant bien que mal les instructions de l'enseignante, mais le fait de ressentir les effets d'une posture sur une partie du corps avant de faire la suivante puis de prendre conscience de la différence m'avait laissé un fort sentiment de perplexité. J'en avais conclu toute petite que le yoga rimait avec « ce n'est pas pour moi ». Pour autant, ce souvenir est resté imprimé dans ma mémoire comme si une petite graine y avait été plantée.
Devenue jeune adulte, j'ai été très rapidement aux prises avec un stress chronique qui a démarré lors de mes années en classe préparatoire puis qui m'a poursuivie en école de commerce et dans la banque, quand j'étais une jeune manager qui essayait de combiner tant bien que mal vie professionnelle et vie privée. J'ai alors essayé pratiquement tout sauf le yoga : sophrologie, Qi Gong, danse moderne, réflexologie, méditation, tout en suivant une thérapie.

Mais pendant toutes ces années, la compréhension du terme « lâcher-prise » m'échappait. Pour moi, une seule stratégie pouvait fonctionner : celle de contrôler le cours de ma vie. Après tout, c'est comme cela que j'avais été formée : de façon inconsciente par mes parents, puis par l'école, la classe préparatoire et l'école de commerce. Si on veut réussir, il faut travailler dur et tout contrôler afin que rien ne nous échappe. J'ai travaillé d'arrache-pied : à 30 ans, je dirigeais une quarantaine de personnes dans une grande banque française, mais je n'arrivais pas à réaliser mon projet le plus cher, celui de devenir maman. Les tentatives médicales et d'adoption se suivaient en vain. L'endométriose ne me laissait par ailleurs aucun répit, avec des douleurs intenses durant certaines périodes du cycle.

Physiquement, j'éprouvais comme une pression au niveau de la poitrine. L'inspiration et l'expiration étaient perturbées. J'étais obligée de reprendre ma respiration continuellement, je vivais comme en apnée. Je me sentais par ailleurs profondément dépressive. Ce n'est que plus tard que je découvris que cet état était déjà décrit dans les *Yoga-Sutras* de Patanjali comme les symptômes d'une vie pleine d'afflictions. « Souffrance, dépression mentale, agitation physique, inspiration et expiration désordonnées accompagnent la dispersion physique[2]. »

En 2011, j'ai entrepris une formation de coaching avec l'école Coach & Team. À l'origine, l'objectif était d'aider mes collaborateurs à grandir. Le résultat, c'est que j'ai grandi moi-même, et surtout cela m'a permis de survivre à un divorce très douloureux, que j'ai eu à affronter la même année. J'ai alors compris profondément ce que lâcher prise signifiait. Je croyais jusque-là

---

2. Sutra 1.31 : « *duhkhadaurmanasyāngamejayatvaśvāsāpraśvāsā viksepasahabhuvah* » ; traduction de Bernard Bouanchaud dans *Yoga-Sūtra de Patanjali, Miroir de Soi* (2011).

que le contrôle était indispensable. J'avais trop peur de m'abandonner, par peur de ne pas réussir, de ne pas obtenir ce que je souhaitais. J'ai dû me rendre à l'évidence : cette stratégie n'avait pas fonctionné et le contrôle n'était qu'une simple illusion.

Prendre conscience de ce qu'est le lâcher-prise et le pratiquer chaque jour était une tâche ardue, surtout à un moment où il me fallait tout reconstruire. Mes vieux démons n'étaient pas loin : la recherche de la rapidité, de l'efficacité et la répression de mes émotions. Trouver le juste équilibre entre faire de mon mieux et en faire trop, qui me vidait de mon énergie et qui finissait par se retourner contre moi, n'a pas été facile. J'ai choisi d'accepter ce que l'Univers m'apportait et de faire profondément confiance. J'ai choisi de laisser l'Univers s'occuper de la bonne marche des choses et cela m'a apporté un sentiment de réconfort inattendu. Cela a été mon premier pas vers la libération de mes schémas de comportement.

Puis j'ai rencontré, durant l'été 2012 à Bali, le yoga restauratif et cela a été un véritable coup de cœur ! Je réussissais à me relaxer profondément en quelques minutes et à éprouver des sensations physiques tellement agréables que j'en restais époustouflée. Sa pratique me permettait quotidiennement de lâcher prise physiquement, mentalement et émotionnellement sur les supports. Une vraie révolution pour moi.

Le yoga restauratif ne m'a alors plus quittée, comme la confiance que la Terre me soutenait. J'ai voyagé seule pour prendre conscience de ce que je voulais profondément ; j'ai rencontré mon futur mari à Rome, en Italie, puis j'ai choisi de démissionner de la banque, de partir m'installer en Italie et d'y développer mon activité d'enseignante et formatrice de yoga restauratif. Puis je suis devenue maman de deux garçons pleins de vie.

Je me forme continuellement depuis 2014 auprès de Judith Hanson Lasater, qui a développé en Occident la pratique du yoga restauratif, Bo Forbes, psychologue clinicienne et enseignante de yoga, et François Raoult, élève lui aussi de B.K.S. Iyengar.

La pratique quotidienne du yoga restauratif me permet de ralentir, de faire le silence à l'intérieur de moi, de prendre conscience de mes schémas de comportement et des émotions que j'ai tendance à réprimer. Sa pratique a été et est le véritable changement dans ma vie. Apprendre la modération, à tourner sept fois ma langue dans ma bouche afin d'éviter de réagir en fonction de certains de mes conditionnements et surtout prendre conscience de mes émotions et besoins profonds. Ce n'est pas un parcours vers la perfection, car je réagis encore souvent comme je ne voudrais pas, mais c'est prendre conscience de ma partie obscure, avoir de la compassion pour moi-même et choisir d'avoir une réaction différente la prochaine fois qu'une telle situation se reproduira.

J'espère du plus profond de mon cœur que ce livre vous donnera envie de découvrir cette pratique, seul·e ou accompagné·e d'un enseignant qualifié. Nous sommes tellement pleins de tensions physiques, mentales et émotionnelles que la relaxation peut sembler au départ impossible. Il y a toujours quelque chose qui empêche d'atteindre la relaxation.

Dans un premier temps, notre mental peut s'accélérer et saisir tout ce qui attire son attention : une douleur physique, une émotion, une inquiétude. Ne vous laissez pas décourager par ces premières expériences. Ayez confiance. Le yoga restauratif est fait pour tout le monde, que l'on soit jeune ou moins jeune, sportif ou non, malade ou non.

Vous constaterez rapidement, dès le troisième ou quatrième jour de pratique, que votre mental commence par s'accélérer puis finit par se calmer, et que les tensions physiques que vous avez éprouvées les premiers jours se dissipent petit à petit. D'autres tensions (physiques, mentales et émotionnelles) apparaîtront certainement, mais entre-temps vous aurez pu expérimenter un sentiment de calme et d'équanimité que vous n'aviez encore jamais connu. Vous prendrez alors conscience de toutes les tensions accumulées depuis des années et comprendrez qu'il est temps de prendre soin de vous. Mais cela demande du temps et de la patience... Je compare souvent le yoga restauratif au fait d'éplucher un oignon : au fur et à mesure, nous entrons plus profondément en nous-mêmes, nous nous libérons en douceur de blessures profondes.

Enfin, plus vous prendrez soin de vous, plus vous aurez de l'énergie et de l'empathie pour vous et les autres. En effet, chaque fois que vous pratiquez, vous faites aussi une sorte de don aux autres, en leur offrant le cadeau d'une présence totale.

Bonne pratique !

1

QU'EST-CE QUE LE YOGA RESTAURATIF ?

1. Définition

Bien que les *Yoga-Sutras* de Patanjali, l'un des ouvrages les plus lus et les plus respectés sur le yoga, ne mentionnent les postures de yoga que trois fois, c'est la pratique physique du yoga qui est aujourd'hui la plus développée, faisant oublier que le yoga n'a qu'un seul but : permettre au corps de se préparer à la position assise de la méditation.

Le yoga restauratif à lui seul est une pratique méditative qui permet de calmer le mental, d'équilibrer le système nerveux et de détendre le corps. Judith Hanson Lasater, la pionnière de cette méthode, le définit comme « une relaxation active (qui) utilise des accessoires pour créer des postures faciles et confortables facilitant la relaxation et la santé. » Pour ce faire, nous nous servons de couvertures, de traversins appelés bolsters, de briques, de sangles, de sacs de sable, de coussins pour les yeux, de chaises et parfois même d'un mur pour entraîner le corps et le mental dans un état de relaxation profonde. Une fois installé·e confortablement dans la position, il n'y a plus de mouvement à faire ni d'effort à fournir puisque le principe est que le support permet à l'organisme d'être libéré naturellement de la tension musculaire et du stress profondément enraciné. Cela entraîne un état de repos et de régénération. Ce style de yoga est approprié à tout le monde, quel que soit l'âge, l'état physique ou le niveau de yoga (il s'adresse aussi bien aux débutants qu'aux pratiquants plus expérimentés).

La pratique du yoga restauratif permet de ralentir et de réduire les stimulations auxquelles nous sommes soumis·es en continu. Le but de cette pratique est de calmer le système nerveux en permettant de passer d'un système nerveux sympathique prédominant (réponse physiologique « combat-fuite ») à un système nerveux parasympathique prépondérant (réponse physiologique « repos et digestion »). Car nous devons digérer non seulement ce que nous mangeons, mais toutes les impressions sensorielles avec lesquelles nous entrons en contact : ce que nous voyons, ce que nous entendons, ce que nous ressentons doit passer par ce processus. Nous assimilons ce qui est nutritif et nous éliminons les tensions qui limitent notre bien-être.

C'est une pratique par ailleurs profondément introspective qui nous apprend à habiter notre corps, à ressentir nos émotions qu'elles soient agréables ou désagréables et à y rester présent.

Nous nous ouvrons ainsi aux souffrances occultées que l'on a accumulées pendant toute une vie. Parfois, on éprouve cette souffrance physiquement, comme une crispation et un mur autour du cœur, mais le plus souvent, les blessures les plus intimes, le sentiment d'abandon, la douleur sont ressentis comme des larmes retenues. Les bouddhistes parlent d'une mer de larmes humaines plus vaste que les quatre grands Océans[3]. Lorsque l'on cultive une attention méditative dans ces postures de repos et d'abandon, le cœur s'offre tout naturellement à la guérison.

2. Les origines

Dans le chapitre 6 de la Bhagavadgita, l'un des écrits fondamentaux de l'hindouisme, le terme *sapasraye* était déjà employé. Selon Acharya Ramanuja, cela signifiait « s'appuyer contre » ou « dépendre de l'appui ». Mais le premier à avoir introduit les supports dans la pratique du yoga fut B.K.S. Iyengar, un des plus grands maîtres du yoga du XXe siècle, décédé en 2014. Il les avait utilisés personnellement pour améliorer et perfectionner sa pratique des postures de yoga, ou *asana* en sanscrit. Bien que rudimentaires au départ – il utilisait des bâtons et des briques qu'il trouvait sur les routes –, ils l'aidaient à obtenir le sens de la position. Il s'est alors rendu compte qu'il était possible d'apprendre de nombreuses asanas avec l'aide de supports[4].

Les différentes façons d'utiliser les accessoires se sont développées avec la création de son Institut à Pune, en Inde. En effet, les personnes qui trouvaient un soulagement en pratiquant occasionnellement avec lui n'étaient pas en mesure de maintenir les postures de yoga seules et leurs problèmes se reproduisaient rapidement. Il leur était impossible de conserver l'alignement et de s'ajuster lorsque les muscles se détendaient. Il comprit alors que les élèves ne pouvaient pas bénéficier au maximum de leur pratique.

Ainsi, il a commencé à se servir des supports et à ajuster leur utilisation pour répondre aux besoins de chaque individu. Les élèves avaient moins peur d'effectuer les asanas les plus difficiles et, surtout, ils ont pris conscience qu'ils obtenaient les effets désirés en faisant moins d'efforts. Cela leur a permis de continuer à pratiquer seuls, sans douleur et sans se blesser.

Enfin, l'utilisation des accessoires permettait à l'élève de rester plus longtemps dans les postures tout en réduisant le stress et la tension musculaire. Leur circulation sanguine s'améliorait et leur système respiratoire fonctionnait mieux. La naissance des accessoires, ou « *props* » en anglais, est alors devenue un joyau d'inspiration précieux pour pratiquer et rester plus longtemps dans les postures. Tous les accessoires utilisés, comme les chaises, les planches obliques, les briques, sont ses innovations, à l'exception des cordes suspendues qui lui ont été transmises par son *guru*[5].

3. Jack Kornfield, *Périls et promesses de la vie spirituelle*, 1998.
4. « *Use of props* », interview de B.K.S. Iyengar par V. Murthy and K. Namjoshi.
5. Dans le yoga, le terme "guru" désigne généralement un maître dont on reconnaît la réalisation spirituelle et que l'on choisit pour être accompagné·e dans sa recherche intérieure.

En 1993, lors d'une convention d'enseignants aux États-Unis, B.K.S. Iyengar a présenté une séquence spécifique de postures de yoga restauratif, que les participants devaient pratiquer durant une pause, afin de les aider à récupérer d'un rythme particulièrement éprouvant. Les enseignants découvrirent une séquence de douze postures incroyablement riche, efficace, agréable et adaptable, qui incarnait l'essence du yoga restauratif moderne.

Judith Hanson Lasater, enseignante senior et élève de B.K.S. Iyengar, a popularisé le yoga restauratif aux États-Unis en publiant le premier livre, *Relax and Renew*, à son sujet en 1994. Elle l'avait écrit après avoir passé quotidiennement, durant une année, jusqu'à une heure dans la posture de *Supta Baddha Konasana* (photo 30). Après la mort de son frère jumeau, le jour de leur quarante-cinquième anniversaire, elle n'avait plus envie de faire des postures actives et avait trouvé que cette position était le remède parfait pour la consoler. Dans cette posture, elle se trouvait à la fois ouverte et supportée, libre et réconfortée. Judith Hanson Lasater a depuis multiplié l'utilisation des supports afin de rendre les postures toujours plus relaxantes et méditatives, tout en augmentant la durée de leur maintien (de 5 à 30 minutes). Ceci lui a permis d'en tirer de très grands bénéfices que ce soit au niveau physique, mental ou émotionnel.

Judith Hanson Lasater a commencé à former les enseignants de yoga à cet art de la relaxation dès le début des années 2000 aux États-Unis. Depuis, elle se rend une fois par an en Europe, à Londres, pour le transmettre. Sa fille, Lizzie Lasater, vit en Autriche et reprend également le flambeau en le développant en Europe et dans le monde.

3. L'épidémie invisible du stress

Le yoga restauratif n'aurait pas autant de succès aujourd'hui si notre société accordait suffisamment de place à la relaxation. Le capitalisme a fait de la productivité le pilier de notre éthique du travail. Une personne qui prend quelques minutes de repos peut être considérée comme improductive et paresseuse. En privilégiant la productivité, on favorise l'intellect au détriment du corps et des émotions.

La technologie, qui a envahi notre quotidien et qui prétendait améliorer nos conditions de vie, semble avoir eu pour effet d'augmenter le stress au quotidien. Tout va plus vite, tout se passe dans l'instantané. Le moment de répit n'existe plus. Nous devons répondre immédiatement à l'e-mail ou au SMS reçu et être informés dès que possible de ce qui se passe dans le monde.

Les exigences de la vie quotidienne nous rendent de plus en plus incapables d'échapper aux chocs psychologiques les plus néfastes, qui forment la trame de notre existence. Quelle qu'en soit la raison, il nous est difficile d'atteindre un équilibre satisfaisant, et inévitablement nous nous trouvons victimes du stress.

Selon le Dr H. Benson dans son livre *Réagir par la détente*, le stress se définit comme des conditions d'environnement nécessitant une adaptation du comportement, qui entraîne physiologiquement un déversement d'hormones stéroïdes en provenance des glandes surrénales et produit des changements tels que l'augmentation de la fréquence respiratoire, l'accroissement du rythme cardiaque, ainsi que la contraction des vaisseaux sanguins...

Les docteurs Thomas H. Holmes et Richard H. Rahe, psychiatres à la Faculté de médecine de l'université de Washington, ont construit dans les années soixante une échelle des évènements générateurs de stress. La mort d'un conjoint vient en tête de liste, puis le divorce et la séparation de corps ; viennent ensuite la peine de prison, la mort d'un membre de la famille, la maladie, mais aussi des évènements heureux, comme le mariage (en septième position), une grossesse, l'arrivée d'un enfant, le changement de métier... Selon ces médecins, le changement, que ce soit en « bien » ou en « mal », est cause de stress chez l'être humain, car il nécessite une adaptation du comportement.

Le stress causé par l'adaptation au changement – Thomas Holmes et Richard Rahe

Événement	Échelle de l'effet produit
Décès du conjoint	100
Divorce	73
Séparation d'avec le partenaire	65
Séjour en prison	63
Décès d'un membre de la famille proche	63
Accident ou maladie	53
Mariage	50
Perte de l'emploi	47
Réconciliation conjugale	45
Départ à la retraite	45
Problème de santé dans la famille	44
Grossesse	40
Troubles sexuels	39
Arrivée d'un nouveau membre dans la famille	39
Changements importants au travail ou dans les affaires	39
Modification de la situation financière	38
Décès d'un ami	37
Nouvel emploi ou nouveau poste	36
Accumulation de disputes conjugales	35

Événement	Échelle de l'effet produit
Souscription d'un gros crédit	31
Saisie de biens / surendettement	30
Changement de responsabilités au travail	29
Départ d'un enfant du foyer familial	29
Problème avec la belle-famille	29
Réussite personnelle exceptionnelle…	28
Épouse commençant à travailler ou cessant de le faire	26
Début ou fin d'activité scolaire	26
Difficulté avec le patron	23
Changement d'horaires ou de conditions de travail	20
Changement de résidence	20
Changement d'école	20
Noël	12

Cette réaction physiologique, appelée « combat-fuite », est souvent appropriée et il ne faut pas penser qu'elle soit toujours dommageable. C'est une composante nécessaire de notre système physiologique et psychologique, une réaction utile dans de nombreuses situations car elle prépare notre corps à répondre à ces nouvelles circonstances.

Normalement, la fonction calmante du système nerveux freine cette réponse. Dans l'anxiété et la dépression, cette fonction n'est pas assurée de manière suffisamment efficace. Cela crée une réponse chronique de « combat-fuite » ou de stress.

Pour vous aider à mieux comprendre ces concepts, il existe une valeur qui reflète l'activité du système nerveux autonome, appelée « variabilité de la fréquence cardiaque » (VFC). En effet, le rythme cardiaque n'évolue pas d'une manière constante au cours d'une vie humaine. Il existe une fluctuation des intervalles de temps qui séparent deux battements, autour d'une valeur moyenne. Cette VFC reflète la capacité d'adaptation du cœur au changement, pour détecter et répondre rapidement à des stimuli non prévisibles. Dans les états de stress et d'anxiété, mais aussi de dépression, plusieurs études cliniques concluent à la diminution de la variabilité de la fréquence cardiaque. La diminution de la VFC semble traduire une diminution du tonus vagal et une activation du système sympathique chez les patients dépressifs et anxieux, qui traduiraient une perturbation des mécanismes physiologiques émotionnels[6].

6. D. Servant, R. Logier, Y. Mouster, M. Goudemand, « La variabilité de la fréquence cardiaque. Intérêts en psychiatrie », *L'Encéphale*, octobre 2009.

Selon Jean Marsac, MD, PhD, professeur de médecine et passionné par cet indicateur, la diminution de la VFC est associée aux risques d'évènements cardiaques chez les adultes ; elle est un facteur prédictif de l'hypertension artérielle. Une VFC diminuée entraîne un risque accru de décès et elle pourrait avoir une valeur prédictive pour l'espérance de vie et la santé. Au contraire, une variabilité élevée de la fréquence cardiaque est un signe de la flexibilité du système nerveux et donc d'une meilleure santé physique et émotionnelle.

Notre société occidentale est organisée de telle sorte qu'elle ne provoque que la réaction combat-fuite. Les recherches récentes montrent que le stress psychologique active le système immunitaire et accroît la sécrétion de cytokines, les molécules produites par le système immunitaire lors de l'inflammation. Sous l'effet d'un stress permanent, notre organisme subit un état d'inflammation élevé[7], sans pouvoir récupérer ni se reposer, ce qui est pourtant nécessaire au maintien de son fonctionnement optimal. C'est pourquoi, de nos jours, le stress rend de plus en plus de personnes malades. Des maladies auto-immunes, telles que la polyarthrite rhumatoïde ou la maladie de Crohn, se développent à un rythme très élevé, tout comme les cas de cancers, de maladies cardiovasculaire et neurodégénératives, comme la maladie d'Alzheimer.

Les molécules de l'inflammation peuvent affecter les fonctions de tous les organes, y compris celles du cerveau en contournant la barrière hémato-encéphalique. Edward Bullmore, auteur du livre *The Inflamed Mind : a radical new approach to depression*, associe étroitement la dépression à l'inflammation. Dans une étude publiée en 2014 qui a été menée sur 15 000 volontaires anglais, les chercheurs ont constaté que des personnes qui, à l'âge de 9 ans, ne présentaient aucun symptôme de dépression mais avaient un léger état inflammatoire avaient une probabilité significativement plus élevée d'être déprimées à l'âge de 18 ans, soit près de dix ans plus tard[8]. De nombreuses recherches démontrent qu'un état inflammatoire pourrait précéder l'émergence d'états dépressifs et que des personnes atteintes de dépression ont dans le sang une quantité importante de molécules inflammatoires[9]. Selon la docteure Lucile Capuron, directrice de recherche à l'INRA à Bordeaux, les molécules d'inflammation auraient ainsi un effet sur le système nerveux central et la production de neurotransmetteurs s'en trouverait déséquilibrée. La sérotonine, souvent appelée « l'hormone du bonheur », est un neurotransmetteur qui régule l'humeur. La norépinéphrine (ou noradrénaline), en revanche, est un neurotransmetteur impliqué dans l'attention et le sommeil. La dopamine est, quant à elle, impliquée dans la motivation ; elle nous aide à atteindre nos objectifs. En cas de dépression, la quantité de ces trois molécules est diminuée.

---

7. Dr Navaz Habib, *Activez votre nerf vague*, 2020.
8. G. Khandaker, R. Pearson, S. Zammit, G. Lewis, P. Jones, « *Association of serum interleukin 6 and C-reactive protein in childhood with depression and psychosis in young adult life : a population-based longitudinal study* », *JAMA Psychiatry*, octobre 2014.
9. Andrew H. Miller et Charles L. Raison, « *The role of inflammation in depression : from evolutionary imperative to modern treatment target* », *Nature Reviews Immunology*, janvier 2016.

4. Le réflexe de relaxation

Heureusement, chacun de nous possède un mécanisme protecteur naturel et inné contre « l'excès de stress » (ou *overstress*), qui nous permet de repousser les effets corporels nuisibles et de contrecarrer les effets de la réaction combat-fuite. Cette réaction est gérée par notre système nerveux parasympathique et passe par le nerf vague. Ce nerf crânien est une véritable autoroute de l'information à double sens. Il naît dans le tronc cérébral et traverse une grande partie de l'organisme, le voile du palais, la gorge, le thorax et les viscères, là où résident notre microbiote intestinal et notre système nerveux entérique. Le système nerveux entérique est un ensemble de neurones dont le siège est situé dans l'intestin. Il est si vaste qu'on l'appelle aussi notre « deuxième cerveau ». Le nerf vague est responsable de la régulation du cœur, des poumons, des muscles de la gorge et des voies respiratoires, du foie, de l'estomac, du pancréas, de la vésicule biliaire, de la rate, des reins, de l'intestin grêle et d'une partie du gros intestin[10].

Cette branche du système nerveux autonome ralentit nos fréquences cardiaque et respiratoire, favorise une respiration plus profonde et plus ample, dirige notre flux sanguin loin de nos membres, vers nos organes internes Lorsqu'elle est active, l'organisme se trouve dans un état favorable au repos et à la digestion, appelé « réflexe de relaxation ».

Ce dernier est composé de nombreux processus physiologiques qui se renforcent réciproquement. Pour l'obtenir, il est nécessaire de s'isoler pendant 20 minutes dans un environnement calme et silencieux et de prendre une position immobile, la plus confortable possible, afin de réduire au maximum les tensions musculaires et d'apaiser le mental[11].

Nous ne risquons pas de devenir passifs, renfermés et moins capables d'agir et de nous battre dans notre monde parce que nous le pratiquons régulièrement. Bien au contraire, sa pratique nous permet de réagir plus efficacement aux situations provoquant la réaction combat-fuite.

En stimulant régulièrement notre nerf vague, on contrebalance les effets dommageables de la réaction combat-fuite produite dans une situation inadaptée. Une fois que la réponse « repos et digestion » est activée, notre digestion est améliorée, notre système immunitaire est stimulé, nous permettant de résister plus facilement aux maladies tout en réduisant les niveaux d'inflammation chronique dans le corps. La fonction essentielle du nerf vague est la régulation de l'état inflammatoire de l'organisme. En agissant sur le système immunitaire, il permet d'empêcher un emballement inflammatoire. Dans les cas de la maladie de Crohn et de la polyarthrite rhumatoïde, une étude du C.H.U. de Grenoble a montré l'efficacité de la neurostimulation vagale[12]. Heureusement, vous n'avez pas besoin d'un implant neurostimulateur

10. Dr Navaz Habib, *Activez votre nerf vague*, 2020.
11. Dr H. Benson, *Réagir par la détente*, 1976.
12. Bruno Bonaz, « Propriétés anti-inflammatoires du nerf vague : implications thérapeutiques en gastroentérologie », *Hegel*, 2015.

pour stimuler votre nerf vague, vous pouvez le faire vous-même en pratiquant régulièrement le yoga restauratif !

Réponse « combat ou fuite » et réflexe de relaxation – Roger Cole[13]

Système, Processus ou Évènement	Réponse combat ou fuite	Réflexe de relaxation
Rythme cardiaque	↑	↓
Résistance vasculaire	↑	↓
Tension artérielle	↑	↓
Température des doigts	↓	↑
Fréquence respiratoire	↑	↓
Consommation d'oxygène	↑	↓
Tension musculaire	↑	↓
Production de lactate (dû au manque d'oxygène)	↑	↓
Transpiration	↑	↓
Résistance de la peau	↓	↑
Adrénaline	↑	↓
Noradrénaline	↑	↓
Activité de la rénine plasmatique	↑	↓
Cortisol	↑	↓
Hormone thyroïdienne	↑	↓
Sucre dans le sang	↑	↓
Pupille	Dilatée	Resserrée

13. Roger Cole, *Relaxation : Physiology and Practice*, 2003.

Système, Processus ou Évènement	Réponse combat ou fuite	Réflexe de relaxation
Paupières	Grandes ouvertes	Entrouvertes ou fermées
Processus de digestion	↓	↑
Poils	Se dressent au bout	Reposent à plat
Fonction immunitaire	↓	↑
Électroencéphalogramme (EEG)	Rapide, activé	Lent, synchronisé
Latéralité hémisphérique	Gauche dominant ?	Droit dominant ?
Latéralité des narines	Droite plus ouverte	Gauche plus ouverte
Système d'activation réticulaire	↑	↓
Hypothalamus postérieur (activité)	↑	↓
Hypothalamus antérieur (activité)	↓	↑
Cerveau antérieur basal	↓	↑
Noyau du tractus solitaire (centre de contrôle du système nerveux végétatif)	↓	↑

5. Le yoga restauratif, ou l'art de la relaxation

Pour un grand nombre de personnes, le terme « relaxation » signifie se détendre en regardant la télévision ou en jouant sur une application de son téléphone. Le corps peut se sentir relâché mais le mental et le système nerveux seront au contraire très stimulés. Pour d'autres, cela signifiera faire une sieste. Mais le sommeil et la relaxation sont deux états physiologiques différents.

Selon Roger Cole, enseignant de yoga, psychologue américain et spécialiste du sommeil, au cours de l'état de sommeil classique (absence de mouvements oculaires), l'activité cérébrale diminue et le corps se détend. Pour autant, la relaxation du corps peut être moins profonde lorsque vous êtes endormi que lorsque vous êtes dans un état de vraie relaxation. En effet, vous pouvez porter votre état de stress au lit, ce qui signifie que vos muscles restent tendus, même dans le sommeil, et que les hormones de stress demeurent à un niveau élevé.

Le yoga restauratif, quant à lui, implique une relaxation musculaire au niveau corporel et un apaisement ou une réactivité émotionnelle moindre au niveau du mental. Ce type de relaxation est profondément bénéfique. La plupart des fonctions qui consomment de l'énergie ralentissent. L'électroencéphalogramme est plus lent que lors de la veille active, mais l'activité cérébrale reste généralement à la frontière entre la conscience et l'inconscience. Le fait de rester conscient durant la relaxation permet de développer la capacité à relâcher les tensions de longue date, qu'elles soient physiques, mentales ou émotionnelles.

- Tandis que les postures de yoga pratiquées assis ou debout stimulent le système nerveux sympathique, les postures inversées, légères ou modérées, permettent de stimuler les barorécepteurs[14] afin de réduire la fréquence cardiaque et la pression artérielle grâce au baroréflexe[15]. Ceci explique pourquoi certaines postures, comme celle de *Viparita Karani* (photo 53), sont particulièrement relaxantes et pourquoi les postures tenues assises ou debout nous maintiennent éveillés.
- Tandis que la tension musculaire active le système nerveux sympathique, le yoga restauratif utilise des accessoires pour chaque posture, ou asana, afin de minimiser la tension musculaire et de maximiser le confort physique et la relaxation.
- Tandis que la stimulation sensorielle (lumière, son, toucher, odeur, etc.) active la fonction combat-fuite de notre système nerveux, le yoga restauratif se pratique dans un endroit calme, chauffé, faiblement éclairé, afin d'inhiber le système d'activation réticulaire (SAR) et d'activer le réflexe de relaxation.
- Tandis qu'une inspiration plus longue que l'expiration et une respiration par la bouche peuvent entraîner de l'hyperventilation, la respiration par le nez ainsi qu'une expiration plus longue que l'inspiration peuvent abaisser le rythme cardiaque et l'activité du système nerveux.
- Enfin, effectuer une pression mécanique sur les yeux avec un coussin ou quelque chose de similaire permet de stimuler le nerf vague et de ralentir la fréquence cardiaque.

---

14. Les barorécepteurs sont des récepteurs qui se trouvent dans les sinus carotidiens et le sinus de l'aorte.
15. Quand la pression artérielle augmente lorsqu'on se met dans une posture inversée (la tête est plus basse que le cœur), les barorécepteurs transmettent des influx nerveux au centre vasomoteur du bulbe rachidien, qui est alors inhibé. Il s'ensuit une vasodilatation des vaisseaux sanguins afin de réduire la pression artérielle. Les influx provenant des barorécepteurs informent aussi les centres cardiaques : l'activité parasympathique est stimulée et le centre sympathique cardioaccélérateur est inhibé. En conséquence, la fréquencecardiaque et la force de contraction cardiaque sont réduites.

Les recherches effectuées par Roger Cole démontrent que la réponse combat-fuite et le réflexe de relaxation sont physiologiquement incompatibles. On ne peut pas être anxieux et relaxé en même temps.

En 2008, une étude a été réalisée sur l'efficacité de la pratique du yoga restauratif sur le syndrome métabolique[16]. Ce syndrome est lié à des troubles du métabolisme. Il est diagnostiqué lorsqu'une personne présente au moins trois des symptômes suivants : une hypertension, une hyperglycémie (taux de sucre élevé), un surpoids (augmentation du tour de taille), un taux faible de bon cholestérol et / ou un taux élevé de graisses (triglycérides). Ces signes peuvent entraîner des complications telles que le diabète, un accident vasculaire cérébral ou une cardiopathie. Vingt-six personnes en surpoids ayant une très faible activité physique et souffrant de syndrome métabolique ont été sélectionnées pour participer à 15 séances de yoga restauratif de 90 minutes sur une période de 10 semaines et ont été comparées à un groupe témoin sur liste d'attente. La fréquentation des cours de yoga restauratif ainsi que la pratique à domicile ont dépassé les objectifs des chercheurs : 87 % des participants ont été satisfaits par l'étude, indiquant que les postures étaient faciles à réaliser. Par ailleurs, les résultats ont démontré une tendance à la baisse de la pression artérielle, une augmentation significative du niveau d'énergie et des tendances à l'amélioration du bien-être et du stress par rapport au groupe témoin.

En calmant notre système nerveux, non seulement nous améliorons notre santé, mais nous stimulons aussi nos capacités d'introspection. Nous réduisons nos mécanismes de défense, nous sommes en mesure de mieux comprendre l'enchaînement de nos comportements, de moins juger, de faire preuve de davantage de compassion, d'être plus créatifs dans la résolution des problèmes et même de changer nos croyances autolimitantes.

Vous découvrirez, au fil d'une pratique régulière, que le yoga restauratif n'est pas seulement un des outils les plus efficaces pour gérer le stress quotidien, mais que c'est aussi un chemin vers la conscience de soi, l'intuition et la croissance spirituelle.

16. B. E. Cohen, A. A. Chang, D. Grady, A. M. Kanaya, « *Restorative yoga in adults with metabolic syndrome : a randomized, controlled pilot trial* », *Metabolic syndrome and related disorders*, septembre 2008.

2

COMMENT PRATIQUER ?

1. Changer notre rapport au temps

Comme vous le découvrirez dans les prochains chapitres, le yoga restauratif pourra vous aider à gérer de nombreuses problématiques. Mais comme pour tout, son efficacité dépendra de la régularité et de la durée de votre pratique. Vingt minutes par jour, c'est le minimum afin de pouvoir équilibrer votre système nerveux.

Les séquences que vous trouverez dans les chapitres suivants ont été élaborées pour un temps de pratique d'environ 45 à 60 minutes (hors installation et transitions). Si vous n'avez que 20 minutes à votre disposition, pratiquez seulement la dernière posture de la séquence, appelée *Savasana*. Une fois par semaine, augmentez la durée de votre pratique et faites une séquence entière. Si, en revanche, vous êtes confronté·e à une problématique importante, je vous conseille de pratiquer deux à trois fois par semaine une séquence entière en complément de votre *Savasana* quotidien.

S'autoriser à ralentir et à prendre le temps de pratiquer n'est souvent pas chose facile. Nous sommes le plus souvent pris dans une bataille perpétuelle contre le temps. Il ne s'agit pas de se retirer du monde, ni de réduire drastiquement les activités que nous voulons faire. Il ne s'agit même pas de rechercher des moyens de gagner de plus en plus de temps à l'aide d'une organisation plus efficace. Il s'agit au contraire de prendre conscience de notre relation au temps et d'établir une routine quotidienne qui nous aide à savourer notre vie. Pour ce faire, vous pouvez examiner les comportements et les croyances qui façonnent votre rapport au temps en faisant l'inventaire des activités qui occupent vos journées. Ceci vous permettra de repérer ce qui est sain, les activités sur lesquelles vous devez vous concentrer et les tâches à déléguer ou à cesser de faire.

Petit à petit, vous réussirez à augmenter le temps de votre pratique, et votre corps, votre mental et vos émotions en tireront le plus grand bénéfice. Les moments les plus appropriés pour pratiquer sont tôt le matin, loin des repas, ou juste avant de dormir afin de rendre votre sommeil plus profond. Il est déconseillé de pratiquer juste après les repas car le réflexe de relaxation est plus difficile à obtenir à ce moment-là.

2. Un endroit chaleureux, calme et silencieux

Une autre condition essentielle pour équilibrer le système nerveux est de pratiquer dans un environnement calme, où toutes les stimulations sensorielles sont réduites.

Dans notre société de consommation, nous sommes bombardés continuellement de stimulations, à travers l'utilisation des écrans, et nous ne savons plus rester dans le silence. Manipuler notre système nerveux dans un sens ou un autre par le biais de la musique, des films, ou encore des huiles essentielles est devenu une habitude. Faire un jeûne de stimulations sensorielles pendant au moins 20 minutes par jour est désormais une nécessité. C'est pour cela que le *pratyahara* (le retrait conscient des sens), l'une des huit branches du yoga selon Patanjali, est certainement l'aspect du yoga à cultiver en priorité aujourd'hui.

L'intérêt principal du *pratyahara* est de nous apprendre à contrôler les stimulations sensorielles afin que notre mental puisse se diriger vers l'intérieur. En effet, réduire la stimulation visuelle, auditive, olfactive et proprioceptive permet de calmer le mental en inhibant la stimulation du système d'activation réticulaire. Il s'agit d'un large réseau nerveux, situé dans le tronc cérébral juste au-dessus de la moelle épinière, dont le rôle est de filtrer les informations, les sensations et émotions. Lorsque celui-ci est inhibé, la réponse « repos et digestion » est activée pour notre plus grand bien-être.

Vous trouverez, pour chaque posture, une relaxation guidée conçue pour les enseignants afin de les aider à accompagner leurs élèves durant les 3 à 5 premières minutes dans la position. L'enseignant devra ensuite laisser place au silence. C'est là l'une des principales différences avec le yoga nidra : le yoga restauratif est une pratique introspective où nous laissons la personne faire son propre voyage intérieur. Si vous pratiquez seul·e, faites-le simplement dans le silence en portant votre attention sur les sensations physiques ressenties au niveau de votre cage thoracique ou de votre ventre. Vous pourrez également lire cette section avant de vous installer dans la posture afin de prendre connaissance des conseils de respiration et pratiquer les *pranayama* lorsqu'ils sont proposés.

Avant de commencer, assurez-vous également d'avoir mis votre téléphone en mode avion et de ne pas être dérangé·e durant toute la durée de votre relaxation.

3. Les supports

La pratique de ce type de yoga nécessite des accessoires. L'une de mes élèves fait la comparaison avec la pratique du tennis : lorsque vous voulez jouer au tennis, vous vous équipez ; eh bien, avec le yoga restauratif, c'est la même chose : il nous faut nous doter d'accessoires.

Plus vous utilisez de supports, plus vous permettez à votre corps de relâcher les tensions, car les accessoires mettent en lumière les zones de tension de votre corps, là où vous avez l'habitude de les conserver. Et pour les relâcher, nous avons besoin de nous sentir soutenus et en sécurité.

Par ailleurs, si vous n'utilisez pas assez d'accessoires, vous risquez d'étirer les muscles alors que le yoga restauratif n'a pas pour objectif de le faire. En cela, il est différent du yin yoga. Lorsqu'on étire on stimule le système nerveux, il peut arriver que nous étirions une zone du corps, mais, généralement, ce n'est pas l'objectif premier de la posture.

Enfin, nous utilisons le poids des couvertures, des coussins ou du sac de sable afin de stimuler les fascias et le nerf vague. Par exemple, la pression d'une couverture (ou d'un sac de sable) posée sur la zone du nombril permet de relaxer et d'hydrater les fascias. Les fascias sont des membranes fibreuses qui recouvrent les parties du corps et en occupent les espaces intermédiaires. Ils sont composés de tissu conjonctif et sont intimement liés au système nerveux, dans la mesure où ils ont dix fois plus de terminaisons nerveuses sensorielles que les muscles. Comme nous l'avons vu précédemment, le nerf vague est une voie de communication à double sens. Si les fascias sont relâchés, l'information sera transmise à notre cerveau et notre système nerveux se calmera. C'est pour cette raison qu'il est important de disposer de couvertures de yoga en coton qui pèsent généralement 1,5 kg.

Pour effectuer ces postures, vous aurez besoin de :

- une chaise de yoga stable
- un à deux bolsters, ou traversins
- cinq à huit couvertures (taille 165 x 210 cm ou au minimum 150 x 200 cm, poids 1,5 kg)
- deux briques
- quatre blocs
- une sangle
- un sac de sable
- une petite serviette
- un à trois coussins pour les yeux

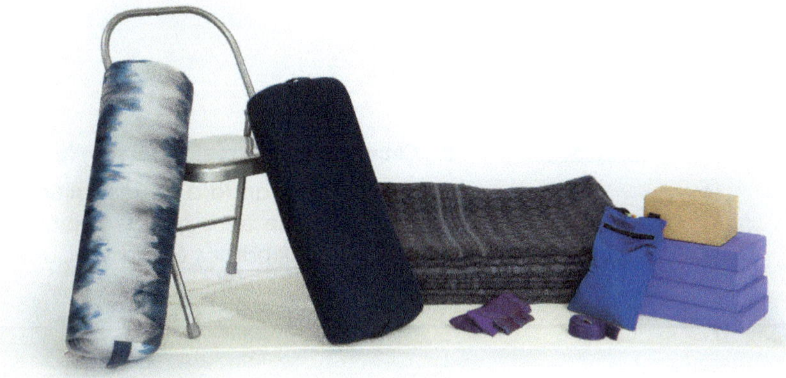

Photo 1

Vous verrez dans ce livre de nombreuses façons de soutenir votre dos, vos bras et vos jambes dans les différentes postures. Ceci a pour objectif de vous aider à faire un usage créatif des supports dont vous disposez à la maison. Vous pouvez utiliser des livres à la place des blocs et des briques, des coussins à la place des bolsters, une ceinture de robe de chambre ou une cravate à la place d'une sangle, une chaussette propre au lieu d'un coussin pour les yeux… Ce qui est important, ce n'est pas ce que vous utilisez, mais c'est de reproduire la forme et la symétrie de la posture.

4. Comment plier les couvertures ?

La couverture a pour but de reproduire le toucher, comme un bras qui soutient votre cou pour vous consoler. Vous vous rendrez compte au fur et à mesure de votre pratique qu'une couverture bien pliée peut rendre une posture profondément thérapeutique.

Pour certaines personnes, plier les couvertures sera fastidieux au début. Mais sachez que prendre le temps de plier correctement une couverture est un véritable investissement. La différence entre une posture où vous vous sentirez à l'aise et une posture que vous n'aurez plus envie de quitter peut être le fait d'une seule couverture bien pliée !

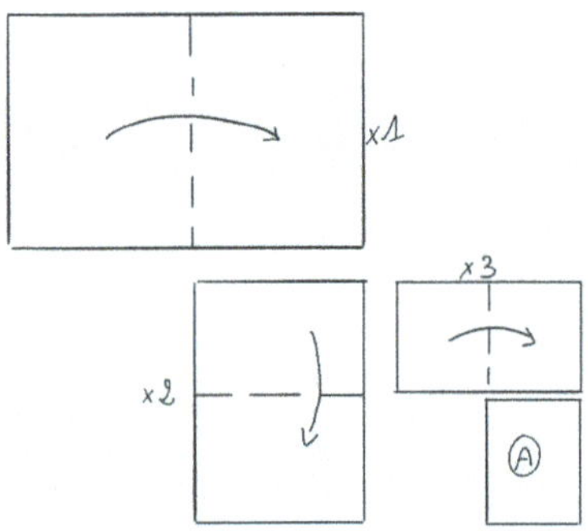

A. Couverture standard

La couverture est pliée trois fois dans le sens de la largeur.

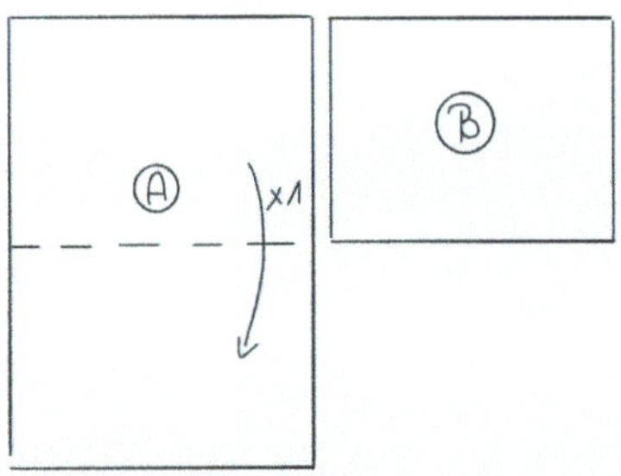

B. Couverture « carrée » à pli simple

La couverture standard (A) est pliée de nouveau une fois dans le sens de la largeur et est donc divisée en deux parties égales qui, une fois pliées, s'alignent exactement.

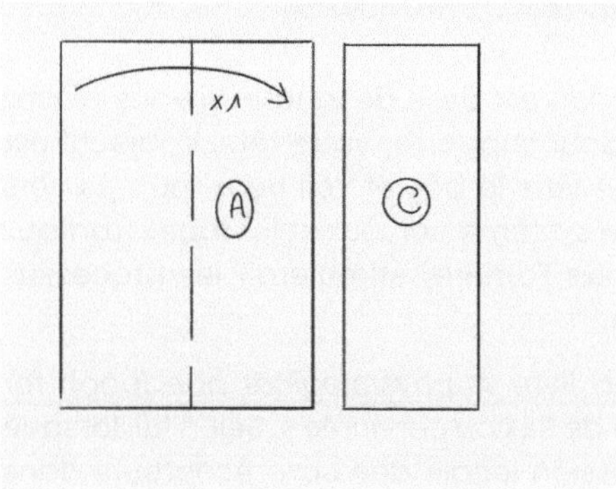

C. Couverture rectangulaire à pli simple

La couverture standard (A) est pliée de nouveau une fois dans le sens de la longueur et est donc divisée en deux parties égales qui, une fois pliées, s'alignent exactement.

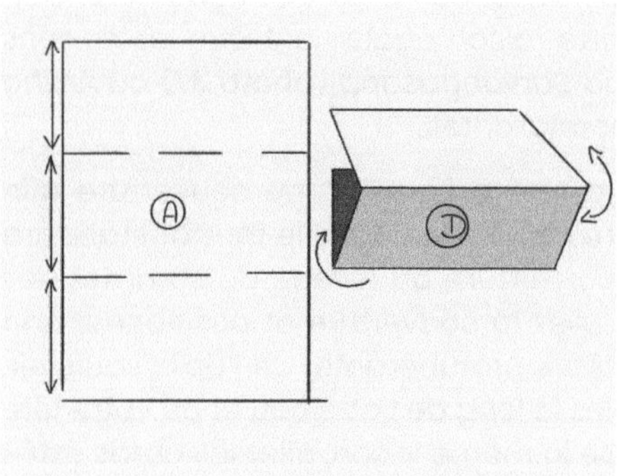

D. Couverture rectangulaire à pli double

La couverture standard (A) est pliée deux fois vers l'intérieur dans le sens de la largeur. Les trois volets sont de même largeur, pour que les parties tombent bien l'une sur l'autre une fois que la couverture est pliée.

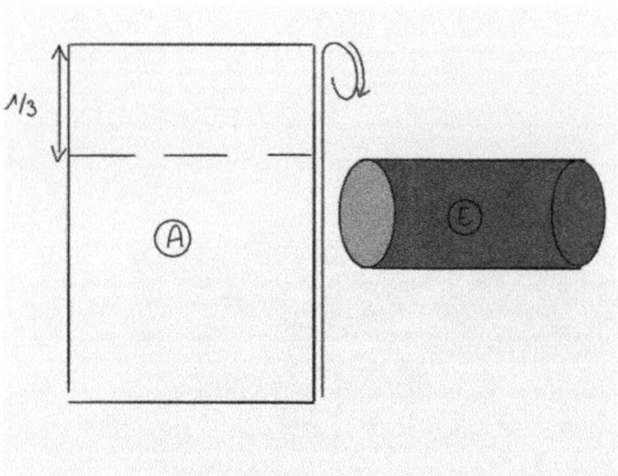

E. Couverture enroulée

La couverture standard (A) est pliée une fois puis enroulée sur toute sa longueur. Sa taille correspond à un demi-bolster.

5. Comment supporter la tête, le cou et les épaules ?

La zone du corps à laquelle il faut porter le plus d'attention est celle de la tête. Si vous n'avez qu'une seule couverture à votre disposition, utilisez-la pour supporter votre tête. L'objectif est d'avoir une légère flexion cervicale avec la tête inclinée vers le bas et vos yeux tournés vers votre cœur. Cette position de la tête permet de calmer le système nerveux et les lobes frontaux du cerveau alors que son contraire (la tête inclinée vers l'arrière) stimulerait les processus mentaux et interférerait avec le processus de relaxation.

Mel Robin, médecin et enseignant de yoga, dans son livre *A physiological handbook for teachers of yogasana* nomme cette réponse « le réflexe de flexion cervicale ». Selon lui, lorsque le menton est porté vers la poitrine, il y aurait une pression locale des barorécepteurs dans les sinus carotidiens qui conduirait à la diminution de la fréquence cardiaque et de la tension artérielle afin de retrouver l'homéostasie. C'est pour cette raison également que les flexions avant, que nous verrons plus tard, tout comme *Salamba Sarvangasana* (photo 37) ou *Ardha Halasana* (photo 41), sont des postures particulièrement relaxantes.

Judith Hanson Lasater a étudié comment supporter la tête à l'aide d'une couverture afin d'obtenir ce réflexe. Pour ce faire, pliez tout d'abord votre couverture dans le format standard (tableau 3). Puis, placez le bord le moins épais de la couverture au niveau du sommet des omoplates afin de détendre la zone des épaules. Puis pliez la couverture et positionnez son bord au niveau de la septième vertèbre cervicale (la vertèbre protubérante) afin de la soulever. Les bords extérieurs de la couverture doivent être enroulés le long de votre cou et de votre tête afin de les soutenir et de vous éviter de vous endormir. De la même façon, pliez les bords extérieurs de la couverture sous vos épaules (photos 2 et 3).

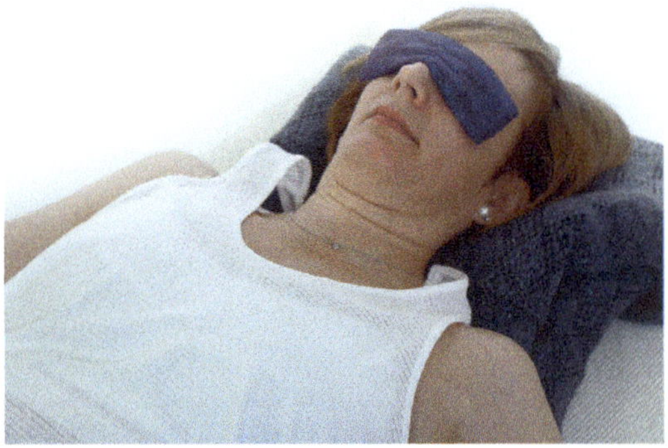

Photo 2

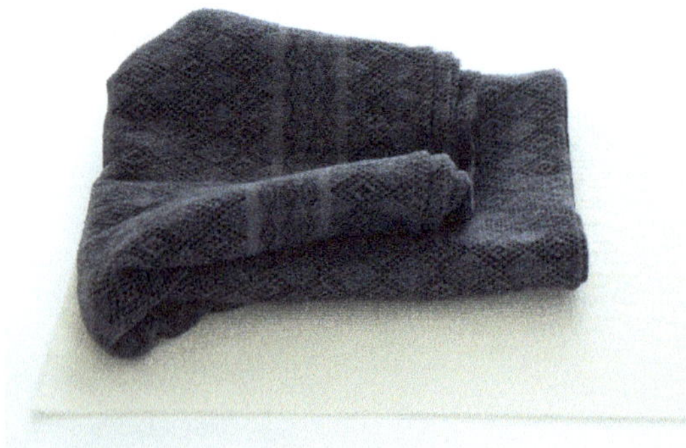

Photo 3

Plus simplement, vous pouvez utiliser un oreiller pour soutenir votre tête et votre cou. Placez un coin de l'oreiller sous votre septième vertèbre cervicale puis enroulez, si cela est possible, les deux côtés sous votre tête.

6. L'art du séquencement

Une séquence de postures de yoga restauratif est faite de trois à cinq positions maximum. L'idéal est d'avoir à sa disposition 60 à 90 minutes afin de passer d'une posture à l'autre dans le calme afin de ne pas stimuler le système nerveux sympathique.

Afin de créer une séquence équilibrée de postures restauratives, il est important de savoir qu'elles se répartissent en plusieurs groupes et que, quels que soient les besoins de chacun, chaque type de postures sera nécessaire. En effet, une séquence équilibrée ne devrait pas mettre l'accent sur une zone particulière du corps mais avoir pour objectif de déplacer votre colonne vertébrale dans toutes les directions comme elle vous sera proposée dans le chapitre 3, « Pour une pratique quotidienne ».

- **Les postures debout calmantes,** comme *Salamba Uttanasana* (photo 16), *Ardha Svanasana* (photo 46), *Salamba Adho Mukha Svanasana* (photo 52) ou *Salamba Prasarita Padottanasana* (photos 50 et 51).
- **Les postures à 45°,** comme la Chaise longue (photo 5), *Supta Baddha Konasana* (photo 30), *Salamba Navasana* (photos 18 et 48) ou encore *Salamba Supta Virasana* (photo 47). Pourquoi cet angle de 45° ? Roger Cole, un des enseignants de yoga restauratif les plus reconnus, a démontré que cet angle permet au système nerveux de se calmer tout en rendant plus difficile l'endormissement dans la position[17].
- **Les inversions.** Une posture est considérée inversée lorsque la tête est plus basse que le cœur. Dans les chapitres suivants, vous trouverez des inversions modérées, telles que *Ardha Viparita Karani* (photo 12), *Viparita Baddha Konasana* (photo 39), *Viparita Karani* (photo 53), ou plus avancées, comme *Salamba Sarvangasana* (photo 37) ou *Ardha Halasana* (photo 41). Elles aideront à reposer vos jambes et contribueront à améliorer votre santé en « baignant » vos organes internes de sang nouveau. Ces positions calment également l'esprit. Les inversions sont considérées par de nombreux yogis comme étant au cœur de la pratique des asanas. Cependant, ces postures puissantes peuvent causer des blessures si elles sont effectuées incorrectement ou lorsque votre état physique ne les permet pas (pendant les règles, la grossesse, mais aussi en cas de hernie hiatale, de glaucome, etc.). Je vous conseille fortement d'apprendre les postures les plus avancées directement auprès d'un professeur qualifié qui pourra vous guider personnellement.

17. R. J. Cole, « *Postural baroreflex stimuli may affect EEG arousal and sleep in humans* », *Journal of Applied Physiology*, 1989.

- **Les flexions arrière** dans lesquelles il y a une extension de la colonne vertébrale, telles que *Salamba Matsyasana* (photo 6), *Salamba Urdhva Dhanurasana* (photos 23 et 38) ou *Salamba Setu Bandhasana* (photos 25 et 26). Ces postures bénéficient également des effets des postures inversées dans la mesure où la tête est généralement plus basse que le cœur. Elles ont donc les mêmes contre-indications que les inversions.
- **Les torsions** qui se pratiquent en position couchée comme *Salamba Jathara Parivartasana* (photo 7) ou assise à un angle de 45° telle que *Salamba Bharadvajasana* (photo 11). Il est important de ne pas terminer votre pratique par une torsion car ces postures ont un effet unilatéral sur la colonne vertébrale. Après une torsion, effectuez une flexion avant puis *Savasana*, ou bien seulement *Savasana*.
- **Les flexions avant** qui se pratiquent en position assise et inclinée sur le sol. Elles incluent des postures comme *Salamba Balasana* (photos 31 et 33), *Salamba Upavistha Konasana* (photo 8), *Adho Mukha Swastikasana* (photo 10) ou *Salamba Janu Sirsasana* (photo 17).
- **Les nombreuses variantes de *Savasana*** qui doivent être effectuées à la fin de chaque séquence. Cette posture donne à votre corps la possibilité d'intégrer toutes les nouvelles informations, physiologiques et mentales, que les postures précédentes ont créées. Quinze à vingt minutes de repos réduiront votre niveau de stress, amélioreront votre fonction immunitaire et pourront vous donner un sentiment de calme et de bien-être qui durera parfois des heures.

Faites varier votre pratique au cours du temps et alternez entre une pratique de base équilibrée (page 33) et des séances qui se concentrent sur certains objectifs plus spécifiques (insomnie page 51, pendant les règles page 100, etc.). Elle peut aussi se concentrer sur un groupe de postures ou un changement énergétique que vous aimeriez créer.

Une approche quelque peu similaire et traditionnelle du séquencement consiste à faire suivre certaines postures par leur mouvement opposé. Le plus souvent, le concept de posture et contre-posture implique de pratiquer une flexion avant après une flexion arrière. Je préfère ne pas pratiquer ni enseigner cette approche. Généralement, lorsque je ressens le besoin urgent de faire suivre une flexion arrière d'une flexion avant, c'est parce que la première a été trop intense ou bien a comprimé la colonne vertébrale de manière inégale. Les postures que j'aime le plus pratiquer et enseigner après une flexion arrière sont des torsions telles que *Salamba Bharadvajasana* (photo 11), ou bien des flexions arrière plus douces – par exemple, *Viparita Baddha Konasana* (photo 39) après *Salamba Urdhva Dhanurasana* (photo 38) –, ou simplement s'allonger sur le dos avec les jambes pliées avant de finir par un *Savasana* avec les jambes surélevées (photo 54). En conclusion, n'oubliez pas de faire attention aux effets d'une posture avant de choisir la position suivante. Si vous choisissez de pratiquer une contre-posture, faites-le après avoir effectué une transition entre les deux.

7. La respiration

L'objectif du yoga restauratif est de lâcher prise aussi profondément que possible. Pour le permettre, vous respirerez simplement par le nez. La respiration nasale est en effet plus profonde que la respiration par la bouche. Dans la respiration nasale, l'expiration est naturellement plus longue que l'inspiration. Cela a pour effet de réduire la fréquence cardiaque, qui à son tour calmera le système nerveux. Aussi surprenant que cela puisse paraître, petit à petit la respiration retrouvera toute son intelligence. À mesure que vous vous relaxez de plus en plus profondément, les tensions qui limitaient votre respiration disparaîtront et votre respiration deviendra plus ample. Le mot *pranayama* est composé de *prana*, qui signifie « souffle », « respiration » ou encore « vitalité », et d'*ayama*, qui signifie « sans restriction ». Le *pranayama* est donc l'art de la respiration sans restriction.

Une respiration lente et profonde active notre système nerveux parasympathique et sa réponse « repos et digestion ». Inversement, une respiration rapide et peu profonde, la plus répandue, entrave notre réponse au stress. Elle ralentit la circulation de l'oxygène dans le cerveau, les muscles et les tissus. Cela resserre les vaisseaux sanguins et réduit l'afflux sanguin au niveau du cerveau et des muscles. Avec le temps, cela peut engendrer une maladie cardiaque, un accident vasculaire cérébral ou d'autres maladies[18].

Respirer pleinement et profondément est essentiel pour équilibrer nos émotions. Dans certaines postures, telles que les positions à 45° (la posture de la Chaise Longue, photo 5 ou *Supta Baddha Konasana,* photo 30) ou *Savasana* pour le *pranayama* (photo 14), dans lesquelles la poitrine est surélevée et légèrement ouverte, vous pouvez accompagner votre relaxation d'un *pranayama*. Vous pouvez alors opter pour une inspiration et une expiration plus profondes de même longueur (*samavrtti*), ou bien une expiration deux fois plus longue que votre inspiration (*visamavrtti*). Rappelez-vous toujours que l'objectif du *pranayama* n'est pas de respirer plus mais de respirer moins. N'allez pas au-delà de 50 à 60 % de votre capacité à inspirer et à expirer pour ne pas stimuler votre système nerveux.

Pour vous aider à choisir la respiration la plus adaptée entre *samavrtti* et *visamavrtti*, effectuez préalablement un check physique en pleine conscience (page 50) et identifiez le rythme de vos pensées. Si celui-ci est relativement calme, vous pouvez opter pour *samavrtti* : l'inspiration et l'expiration seront de la même longueur. Si, au contraire, votre mental est très agité, choisissez *visamavrtti*, c'est-à-dire une expiration deux fois plus longue que votre inspiration, afin de stimuler le nerf vague et de calmer le système nerveux.

Vous êtes désormais prêt pour commencer ! Dernière chose essentielle : votre sécurité. Si vous ressentez un doute, une gêne ou une douleur durant votre pratique, arrêtez-vous immédiatement et consultez un professionnel de santé.

18. Bo Forbes, *Yoga for Emotional Balance*, 2011.

3

POUR UNE PRATIQUE QUOTIDIENNE

Cette séquence a été conçue afin de faire bouger votre colonne vertébrale dans toutes les directions et de stimuler le fonctionnement de vos organes abdominaux. En effet, les enseignements traditionnels du yoga considèrent ces derniers comme la clé de notre santé. Les postures suivantes ont donc pour objectif de modifier la circulation sanguine à l'intérieur et autour de ces organes grâce à une technique dite de « compression et de bain » de l'organe (« *squeezing and soaking* » en anglais). Cela signifie que certaines postures augmentent le flux sanguin vers les organes abdominaux, les « baignant » ainsi de nutriments, et que d'autres postures créent une forme de « compression » des organes permettant d'évacuer les liquides[19].

19. Judith Hanson Lasater, *Yogabody : anatomy, kinesiology and asana*, 2009.

LA POSTURE DE LA CHAISE LONGUE
10 À 15 MINUTES

C'est une position rafraîchissante qui nous permet de supprimer toutes les restrictions qui limitent notre pleine capacité à respirer. En nous détendant profondément et en laissant le sol nous soutenir, nous commençons à relâcher notre ventre et notre cage thoracique. Nous laissons ainsi le souffle aller et venir naturellement. Notre respiration s'approfondit lentement et progressivement.

Accessoires nécessaires : un tapis, six blocs, une brique, deux bolsters (ou traversins), quatre couvertures et un coussin pour les yeux.

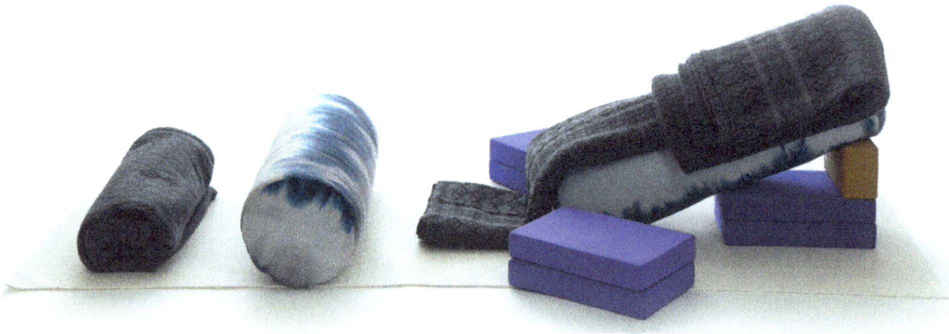

Photo 4

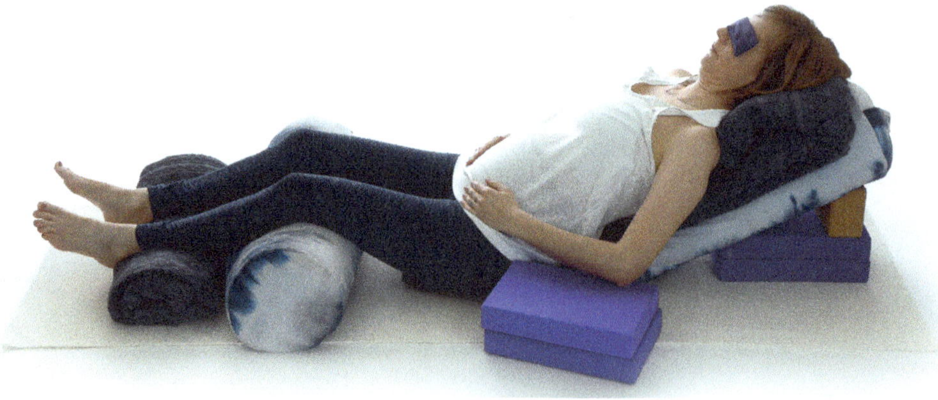

Photo 5

Installation :

- Commencez par placer sur votre tapis de yoga deux blocs l'un sur l'autre dans le sens de la longueur. Ajoutez sur le dessus une brique dans le sens de la largeur. Puis apposez-y un bolster dans le sens de la longueur. L'objectif est d'obtenir une position inclinée à 45°.
- Tapissez éventuellement le bolster et le sol d'une couverture pliée trois fois dans le sens de la largeur pour plus de confort au niveau de votre dos (photo 4).
- Sur le haut du bolster, ajoutez ensuite une couverture standard pliée à deux étages : le plus élevé pour soutenir la tête ainsi que la septième vertèbre cervicale et le plus bas pour soutenir les épaules.
- Asseyez-vous devant le bolster avec les jambes tendues devant vous. Allongez-vous sur le bolster. Il est important de ne pas laisser d'espace entre votre bassin et le bolster afin de soutenir au mieux les lombaires.
- Insérez un deuxième bolster sous vos genoux pliés et une couverture enroulée sous les tendons d'Achille. Pour un confort maximum, la couverture enroulée sous vos talons doit représenter environ la moitié de la taille du bolster sous vos genoux.
- Ajustez la couverture sous votre tête en enroulant les bords de la couverture le long du cou, de votre tête et sous les épaules pour vous sentir bien soutenu·e.
- Posez vos mains relâchées sur votre ventre et soutenez vos coudes à l'aide de deux blocs de chaque côté de votre corps (*photo 5*).
- Couvrez-vous, apposez un coussin sur vos yeux et relaxez-vous pendant 20 minutes dans le silence et la pénombre afin de calmer votre système nerveux ainsi que votre esprit.

Si vous ressentez des douleurs au niveau lombaire : placez une deuxième couverture pliée sous vos fessiers afin de réduire la cambrure au niveau du bas du dos.

Pour accompagner vos élèves durant la relaxation, si vous êtes enseignant·e :

- Commencez par effectuer plusieurs respirations profondes. Prenez conscience de vos points d'appui et permettez à votre corps de se laisser totalement abandonner sur les accessoires. Portez votre attention au niveau de vos mains et, sur une expiration, relaxez vos doigts. Sentez vos bras s'alourdir, vos épaules se ramollir et vos jambes devenir plus lourdes.
- Dirigez votre regard et votre respiration vers votre colonne vertébrale et, à chaque expiration, relâchez toutes les zones de tension. Laissez-la atterrir sur le bolster. Sentez l'arrière de votre tête se détendre sur la couverture, puis relaxez les muscles de votre visage, lissez très soigneusement et avec tendresse la peau de votre front jusqu'à vos tempes puis jusqu'à la racine de vos cheveux. Insistez particulièrement sur la petite zone entre vos sourcils. Relâchez les muscles extérieurs de votre mâchoire, votre langue est décollée du palais et vos lèvres sont souples. Prenez un moment pour ressentir la détente de tous les traits de votre visage.

- Puis installez cette sensation de détente dans votre cou, votre gorge, dans votre estomac et tout autour de votre nombril. Ensuite, établissez-la en profondeur dans votre ventre, dans tous les muscles que vous ne voyez pas mais que vous pouvez imaginer. Votre estomac se relâche, vos intestins se dénouent.
- À chaque expiration, laissez reposer tout le poids de votre corps sur les supports. C'est un peu comme si vous flottiez à la surface de l'eau. Puis, sur une expiration, vous tombez juste en dessous de la surface de l'eau, sans toutefois que la surface ne disparaisse. Quoi que vous ressentiez ou pensiez, tout est parfait. Continuez simplement à lâcher prise et à vous immerger toujours plus dans le calme et le silence.

Pour sortir de la posture :

Lorsque votre relaxation touche à sa fin, reprenez conscience de votre environnement en effectuant de profondes respirations. Bâillez si l'envie vous vient. À votre rythme, et pas plus vite, bougez les extrémités de vos mains et de vos pieds. Tournez vos genoux vers l'intérieur. Inspirez et, sur l'expiration, portez le bas de votre dos contre le bolster. Inspirez et, sur l'expiration, pliez un genou, puis l'autre, posez vos pieds sur le bolster. Inspirez et, sur l'expiration, tournez-vous sur le côté du bolster et laissez tomber à terre votre coussin pour les yeux. Lorsque vous vous sentez prêt·e, sur une expiration, reprenez très lentement une position assise en prenant appui sur vos mains.

SALAMBA MATSYASANA
8 À 10 MINUTES

Cette posture contre les effets d'une position assise prolongée, que nos activités quotidiennes imposent. Elle permet aussi d'ouvrir la cage thoracique, nous permettant de respirer pleinement et de nous sentir moins fatigués.

Contre-indications :

- grossesse de plus de trois mois,
- sinusite ou rhume,
- reflux gastro-œsophagien,
- spondylolyse et spondylolisthésis,
- glaucome.

Accessoires nécessaires : un tapis, un bolster, quatre couvertures et un coussin pour les yeux.

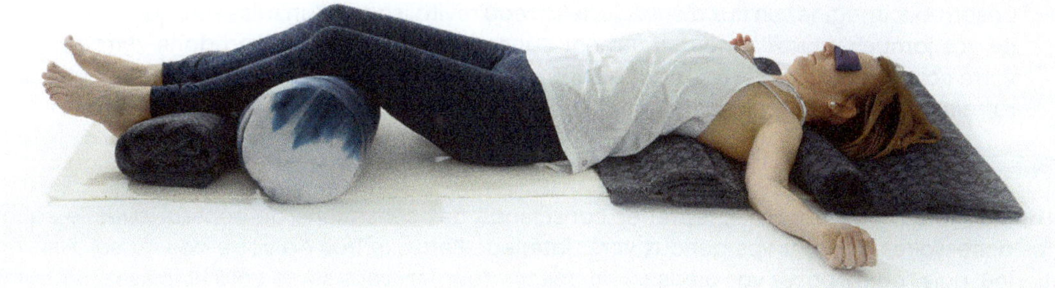

Photo 6

Installation :

- Placez au milieu d'un tapis une couverture standard dépliée dans le sens de la longueur. Pliez cette couverture en accordéon dans le sens de la largeur.
- Placez une deuxième couverture standard dépliée dans le sens de la longueur en haut du tapis. Celle-ci sera enroulée sur le bas pour venir supporter le haut de vos épaules ainsi que votre septième vertèbre cervicale.
- Asseyez-vous à l'avant de la première couverture et allongez-vous, en amenant les épaules au sol. Le bord supérieur de la couverture en accordéon se positionne au niveau des pointes

inférieures des omoplates. Son sommet permettra de soulever la racine du diaphragme, située au niveau des vertèbres thoraciques T11 et T12. Votre bassin, lui, est totalement sur le sol.
- Insérez un bolster sous vos genoux ainsi qu'une couverture enroulée sous les tendons d'Achille.
- Reposez vos bras de chaque côté de votre corps (photo 6). Couvrez-vous, fermez les yeux et apposez un petit coussin sur vos yeux.
- Restez dans la posture 8 à 10 minutes.

Pour accompagner vos élèves durant la relaxation, si vous êtes enseignant·e :

- Respirez naturellement et relâchez les muscles de votre visage. Puis dirigez votre regard plus bas, au niveau de vos pieds, et sentez ces derniers flotter au-dessus du sol. Détendez vos jambes. Elles n'ont ni besoin ni de travailler ni de marcher.
- Laissez atterrir votre bassin au sol. Votre ventre s'étend sur le tapis, le haut de votre dos sur la couverture. Vos bras et vos mains sont portés par la Terre. Votre tête repose totalement sur la couverture.
- Portez votre conscience au centre de votre poitrine, au niveau du cœur, et imaginez que vous inspirez à l'avant de la poitrine. L'air entre à l'avant de votre cœur et en ressort à l'arrière. Sentez la respiration se propager dans votre cage thoracique et votre dos se répandre sur le sol. Observez votre souffle libérer toutes les tensions avec lesquelles il entre en contact.
- Désormais, imaginez un flux d'énergie, telle l'eau revitalisante d'un ruisseau, qui coule le long de vos jambes, tourbillonne doucement dans votre ventre, se répand dans votre poitrine, votre cœur, et jaillit par le sommet de votre tête. Suivez mentalement le trajet de cette eau rafraîchissante qui purifie votre corps jusqu'en haut de votre crâne.

Pour sortir de la posture :

Lorsque le temps est écoulé, reprenez conscience des sensations de contact avec le sol et les accessoires. Tournez vos genoux vers l'intérieur. Portez le bas de votre dos au sol. Pliez un genou, puis l'autre, posez vos pieds sur le bolster. Tournez-vous sur le côté et laissez tomber à terre votre coussin pour les yeux. Lorsque vous vous sentez prêt·e, reprenez très lentement une position assise en prenant appui sur vos mains.

SALAMBA JATHARA PARIVARTANASANA
3 À 4 MINUTES DE CHAQUE CÔTÉ

Jathara signifie « ventre », *parivartan* signifie « retourner », « pivoter ». Dans cette asana, le ventre est massé intérieurement. Cette posture stimule le fonctionnement du foie, de l'estomac, du pancréas et de la rate.

Elle aide également à mieux respirer en étirant les muscles intercostaux, tout en améliorant notre bien-être général. Enfin, elle combine une torsion vertébrale, une flexion arrière et une inversion, ce qui permet de soulager les douleurs et les blocages dans le bas du dos.

Contre-indications :

- hernie hiatale,
- pendant les règles,
- grossesse.

Accessoires nécessaires : un tapis, un à deux bolsters rectangulaires, trois à cinq couvertures, une petite serviette, un coussin pour les yeux.

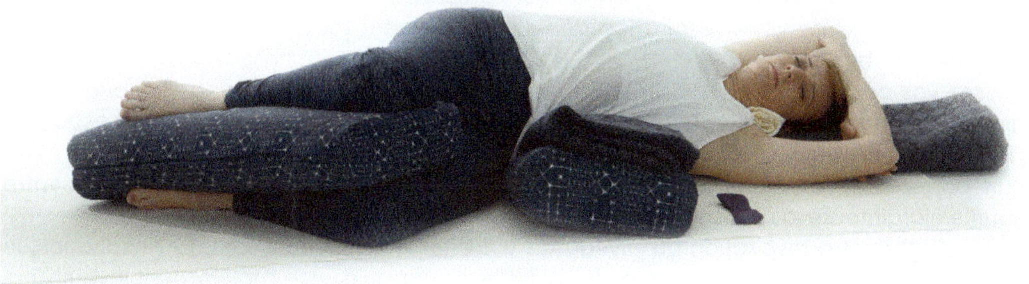

Photo 7

Installation :

- Placez un bolster en position horizontale au milieu de votre tapis. Ajoutez une couverture rectangulaire à pli simple (voir tableau 3) sur le bolster afin d'augmenter sa hauteur. Allongez-vous lentement sur le côté gauche afin que votre diaphragme repose au milieu du bolster et que vos épaules touchent le sol. Pliez vos genoux et placez vos pieds sur le sol.

Assurez-vous que vous êtes allongé·e exactement sur le côté et que votre corps ne roule ni vers l'avant ni vers l'arrière.
- Reposez le côté gauche de votre visage sur une couverture rectangulaire à pli double. Vous pouvez ajouter une petite serviette enroulée sous votre cou pour améliorer votre confort.
- Amenez lentement vos bras de chaque côté de votre visage. Pliez-les au-dessus de votre tête et attrapez avec votre main gauche votre bras droit juste au-dessus du coude.
- Amenez vos genoux vers votre poitrine, jusqu'à ce que vos cuisses fassent un angle de 90° à 110° avec votre poitrine. Placez un bolster rectangulaire ou deux couvertures rectangulaires à pli simple entre vos genoux pour soutenir vos pieds jusqu'à vos genoux.
- Couvrez-vous entièrement.
- Puis effectuez une légère torsion vers la droite en portant votre omoplate droite lentement en direction du tapis tout en gardant vos pieds et genoux joints. Équilibrez l'étirement entre le mouvement de vos genoux tombant sur le côté et l'étirement que vous ressentez au niveau de votre épaule.
- Fermez les yeux et couvrez-les éventuellement d'un coussin (photo 7).
- Après 3 à 4 minutes passées dans la position, relâchez la torsion et placez votre buste parallèle à votre bassin. Prenez votre temps pour ramener votre bras droit le long de votre corps. Portez votre main droite sur le sol devant vous. Pressez-la contre le sol pour reprendre une position assise. Faites une courte pause avant de vous installer de l'autre côté pour une durée identique.

Pour accompagner vos élèves durant la relaxation, si vous êtes enseignant·e :

- Portez votre conscience au niveau de votre cage thoracique et sur la partie latérale de votre tronc, puis de l'avant vers l'arrière de vos côtes. Ressentez l'ouverture de votre poitrine. Le souffle chaud de votre respiration dénoue doucement toute tension le long de votre colonne vertébrale.
- Utilisez vos capacités de visualisation et imaginez que vous portez votre respiration au niveau de votre bassin et de la hanche supérieure, imaginez le souffle créant un espace à l'intérieur de la hanche et du bassin.
- Puis portez votre attention au niveau de votre taille et des côtes flottantes. Sentez votre souffle élargir toute la partie latérale de votre corps.
- Enfin, dirigez votre respiration au niveau de votre torse. Ressentez, lors de l'inspiration, le soulèvement de la cage thoracique, de l'aisselle, de l'épaule, et le mouvement inverse lors de l'expiration.

Pour sortir de la posture :

Lorsque le temps est écoulé, relâchez la torsion et placez votre buste parallèle à votre bassin. Prenez votre temps pour ramener votre bras gauche le long de votre corps. Portez votre main gauche sur le sol devant vous. Pressez-la contre le sol pour reprendre une position assise.

SALAMBA UPAVISTHA KONASANA
3 À 5 MINUTES

Cette position active la circulation du sang dans la région pelvienne, régule le flux menstruel et stimule les ovaires. Elle vous aidera également à ralentir le flux de vos pensées grâce à la pression exercée par la chaise sur votre front.

Contre-indication :

- discopathie.

Accessoires nécessaires : un tapis, une chaise, quatre à sept couvertures et un coussin pour les yeux.

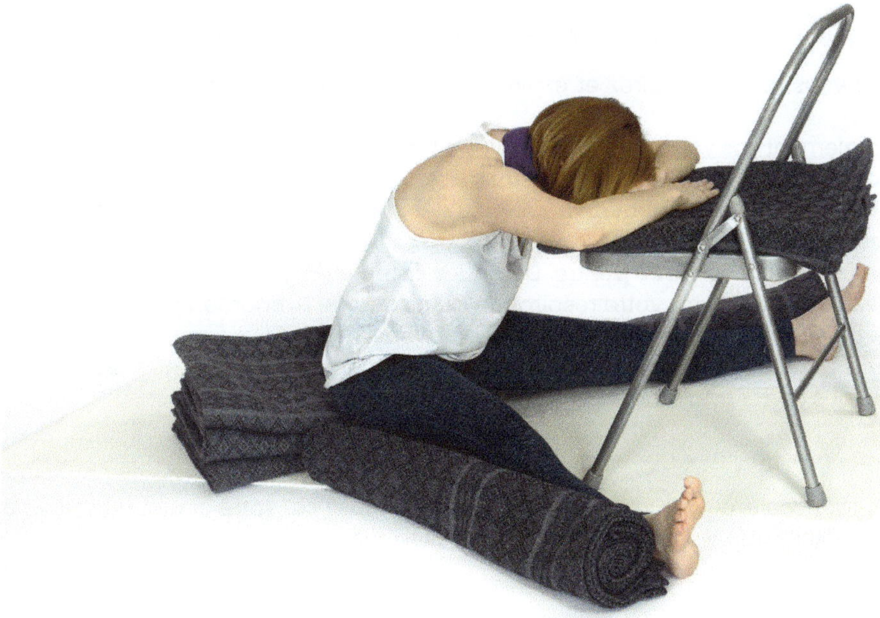

Photo 8

Installation :

- Placez sur une extrémité de votre tapis de yoga sous une chaise. Posez une couverture « carrée » à pli simple (voir tableau 3) sur l'assise. Asseyez-vous en face sur le coin d'une ou plusieurs couvertures « carrées » à pli simple afin de soulever votre bassin et de le faire basculer vers l'avant pour créer une légère flexion lombaire.
- Écartez les jambes symétriquement par rapport à l'axe de votre tronc mais n'adoptez pas un écartement excessif pour ne pas étirer l'intérieur de vos genoux. Pour vous aider à maintenir vos genoux et vos orteils dirigés vers le haut, utilisez deux couvertures standard, enroulées dans le sens de la longueur le long de chacune de vos jambes.
- Inclinez-vous vers l'avant, croisez les bras et placez-les sur le siège devant votre tête. Ajustez la distance entre vous et la chaise afin d'être dans la posture la plus confortable possible tout en ayant le bas du dos allongé.
- Maintenant, posez votre front sur la couverture ou tournez la tête sur le côté (photo 8). Votre cou ne doit pas s'affaisser lorsque vous posez le front sur la chaise. Dans le cas contraire, ajoutez une couverture supplémentaire sur l'assise.
- Apposez un coussin pour les yeux au niveau du cou et fermez les yeux.

Pour accompagner vos élèves durant la relaxation, si vous êtes enseignant·e :

- Commencez à vous relaxer. Inspirez et expirez par le nez. Respirez le plus naturellement possible.
- Puis relaxez totalement vos yeux, votre visage, votre tête et votre cou. Inspirez et expirez par le nez et ressentez la sensation de relâchement.
- Dirigez votre regard et votre respiration au niveau des mains, et à chaque expiration relâchez toutes les tensions.
- Concentrez-vous ensuite sur votre ventre. Détendez complètement vos muscles abdominaux. Imaginez que vous portez votre respiration au niveau de l'abdomen pour l'aider à se relaxer. Permettez à votre respiration de circuler à travers vous.
- Puis détendez les muscles de vos cuisses. Laissez ces dernières reposer contre les couvertures. Laissez-vous porter totalement par les accessoires.

Pour sortir de la posture :

Lorsque le temps est écoulé, ouvrez les yeux, ôtez le coussin posé sur votre cou et quand vous vous sentez prêt·e prenez appui sur vos mains pour vous relever.

SALAMBA SAVASANA
20 MINUTES

« Être étendu à plat sur le sol comme un cadavre, c'est *Savasana*. Cela enlève la fatigue et donne la paix du mental[20]. »

Cette posture est la position de relaxation de base du yoga restauratif. Lorsque nous la pratiquons, notre énergie, qui se dirige généralement vers l'extérieur, est portée vers l'intérieur. Notre système nerveux se calme. Toutes les mesures physiologiques liées au stress sont alors réduites pour nous permettre de stimuler notre digestion, notre système immunitaire, ainsi que notre fertilité.

Pendant 20 minutes, non seulement notre corps est immobile, mais notre esprit le devient petit à petit à mesure qu'il s'apaise. Avec cette asana, aussi appelée *mrtasana*, c'est comme si l'on faisait l'expérience de la mort tout en restant vivant. Notre âme est dans un état de pureté[21].

Contre-indication :

- en cas de grossesse de plus de trois mois, effectuez votre *Savasana* sur le côté (photo 49), la position couchée sur le dos étant déconseillée.

Accessoires nécessaires : un tapis, un bolster, cinq couvertures et un coussin pour les yeux.

20. *Hatha Yoga Pradîpikâ*, I, 32.
21. Gita Iyengar, *Yoga* : *Joyau de la femme*, 1990.

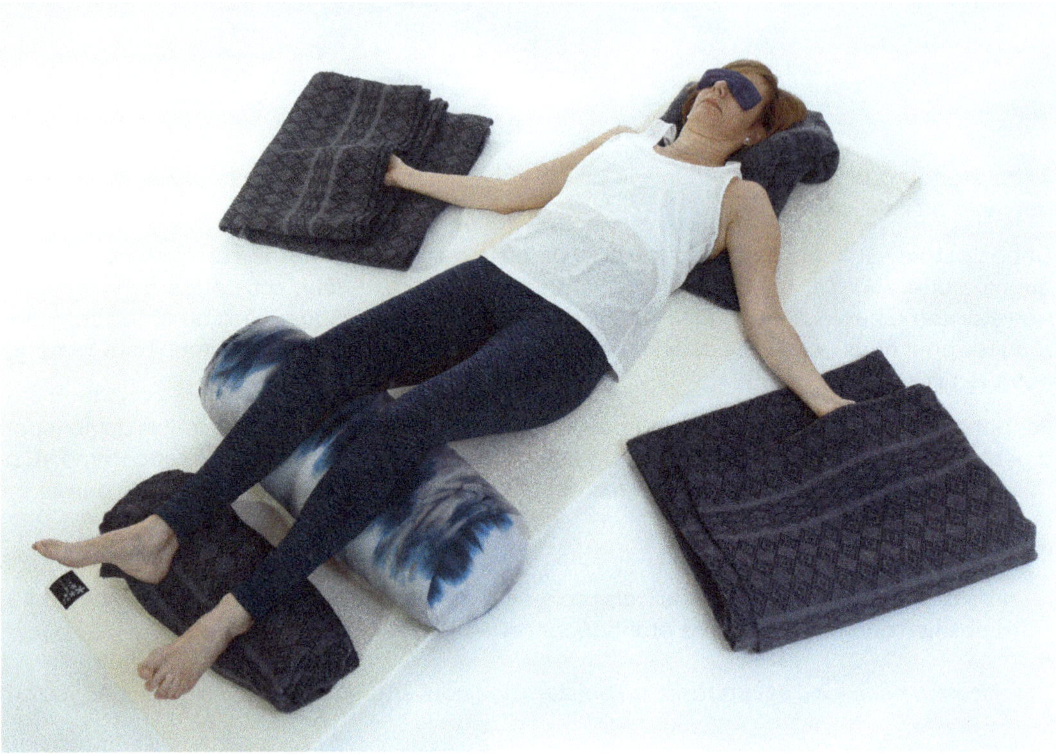

Photo 9

Installation :

- Asseyez-vous sur votre tapis avec vos genoux pliés devant vous et vos pieds à plat sur le sol. Couvrez vos jambes avec une couverture.
- Placez sur le tapis derrière vous une couverture standard (voir tableau 3) pliée à deux étages : le plus élevé pour soutenir la tête ainsi que la septième vertèbre cervicale et le plus bas pour soutenir les épaules. Allongez-vous puis ajustez-la au niveau de votre tête en enroulant ses bords le long de votre cou et de votre tête.
- Placez un bolster sous vos genoux, en vous assurant que vos rotules se situent exactement en son milieu. Il s'agit de la position la plus confortable pour vos jambes et le bas de votre dos. Puis ajoutez une couverture enroulée sous les tendons d'Achille. Allongez-vous en prenant appui sur vos coudes ; puis une fois à terre, placez vos bras à un angle de 45° sur les côtés de votre corps. Positionnez vos coudes sur le sol et les paumes de vos mains tournées vers le ciel. Vous pouvez poser les avant-bras ainsi que vos mains sur des couvertures

« carrées » de chaque côté de votre corps. Vos poignets reposent sur le deuxième pli de la couverture et vos mains sont recouvertes d'une épaisseur de la couverture afin de les caresser (photo 9).
- Couvrez-vous totalement et placez un petit coussin sur vos yeux pour vous isoler de la lumière.
- Portez légèrement votre menton en direction de votre poitrine et relaxez-vous pendant 20 minutes.

Pour accompagner vos élèves durant la relaxation, si vous êtes enseignant·e :

- Observez la détente progressive de vos muscles, le ralentissement de votre respiration, le relâchement de vos tensions corporelles. Cette première étape est celle de la relaxation physiologique, qui prend généralement une quinzaine de minutes en fonction de votre capacité à vous relaxer.
- Une fois obtenue cette détente profonde, vous aurez la sensation de vous retirer petit à petit du monde sans perdre toutefois le contact avec lui. Les stimulations du monde extérieur ne perturbent plus votre corps ni votre esprit. C'est cet état de non-réaction qui est appelé *pratyahara*. Expérimenter cet état nous permet de réagir avec moins d'intensité aux expériences douloureuses ainsi qu'aux pensées négatives et aux émotions. La pratique nous donne le choix de notre réaction. En d'autres termes, la variable c'est moi et comment je choisis d'utiliser mon énergie. Je peux choisir de me laisser happer par ces stimuli, ou de rester au milieu de ce chaos émotionnel et de ne pas y réagir consciemment.

Pour sortir de la posture :

Une fois le temps écoulé, reprenez conscience de votre environnement en effectuant de profondes respirations. Puis, à votre rythme, tournez vos genoux vers l'intérieur. Portez le bas de votre dos au sol. Pliez un genou, puis l'autre, posez vos pieds sur le bolster. Tournez-vous sur le côté de votre choix. Laissez tomber à terre votre coussin pour les yeux. Lorsque vous vous sentez prêt·e, reprenez très lentement une position assise en pressant la main près de votre poitrine sur le sol et en vous aidant de l'autre.

AUTRES SÉQUENCES QUOTIDIENNES

Chaque posture a sa personnalité. Vous en adorerez certaines et en détesterez d'autres. C'est tout à fait normal. Laissez de côté celles que vous n'aimez pas pour quelque temps. Souvent, notre vécu change en fonction de nos besoins. La prochaine fois que vous la réessaierez, vous la vivrez probablement de façon très différente.

Vous trouverez ci-dessous d'autres séquences équilibrées pour une pratique quotidienne que vous pourrez expérimenter.

Séquence 2	
Salamba Navasana - 10 à 15 minutes	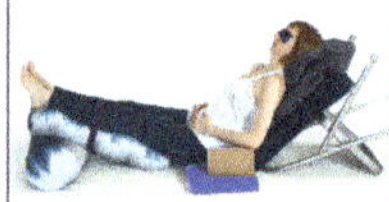
Ardha Viparita Karani - 10 à 15 minutes	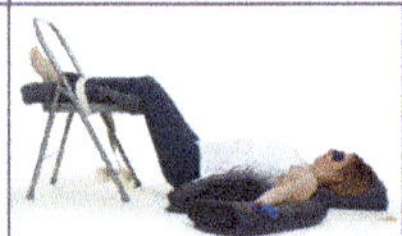
Salamba Bharadvajasana - 2 à 3 minutes de chaque côté	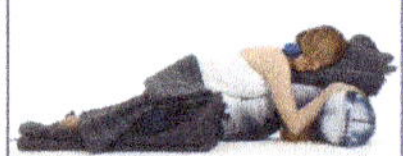
Adho Mukha Swastikasana - 2 à 3 minutes	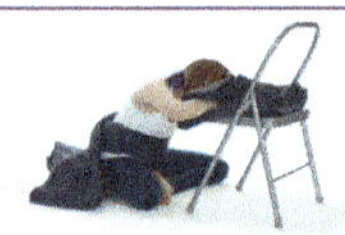
Savasana avec les jambes surélevées - 20 minutes	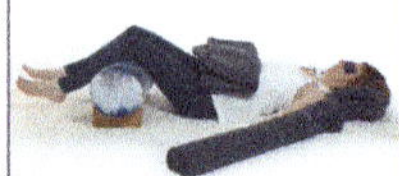
Séquence 3	
Supta Baddha Konasana - 10 à 15 minutes	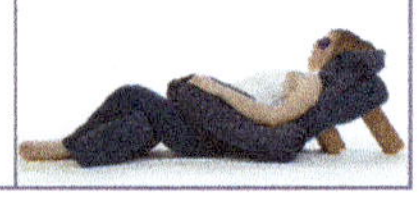

Salamba Setu Bandhasana - 8 à 12 minutes	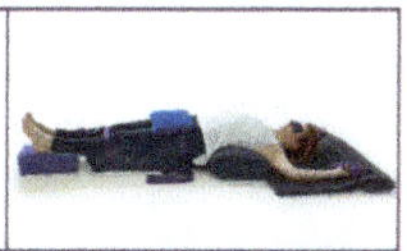
Salamba Bharadvajasana - 2 à 3 minutes de chaque côté	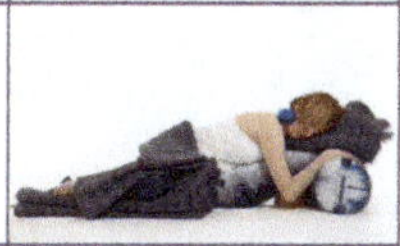
Salamba Balasana - 2 à 3 minutes de chaque côté	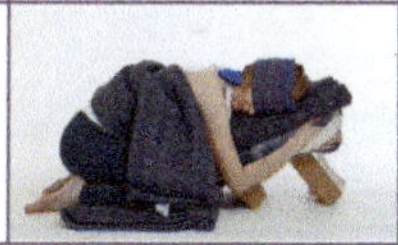
Savasana sur le côté - 20 minutes	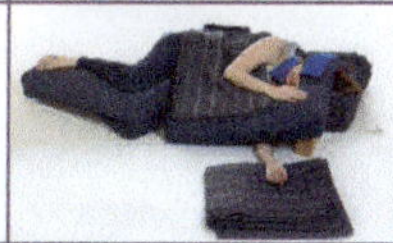
Séquence 4 (pour une pratique avancée)	
Salamba Janu Sirsasana - 2 à 3 minutes de chaque côté	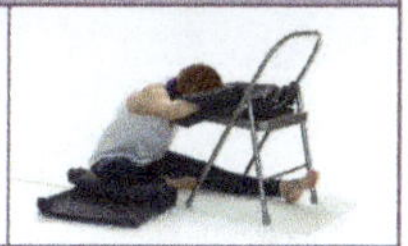
Salamba Jathara Parivartanasana - 2 à 3 minutes de chaque côté	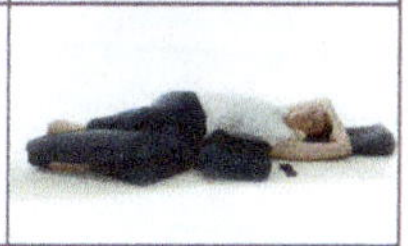
Salamba Sarvangasana - 8 à 15 minutes	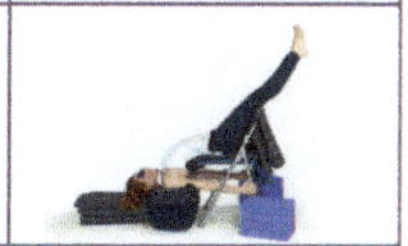
Ardha Halasana - 8 à 12 minutes	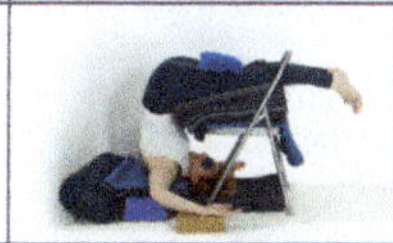
Savasana pour le *pranayama* - 20 minutes	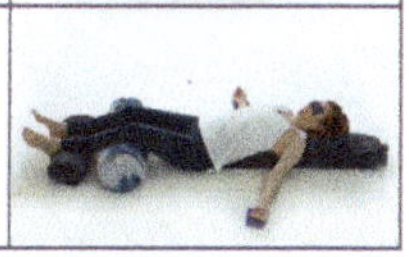

4

POUR RETROUVER L'ÉQUILIBRE ÉMOTIONNEL

Comme nous l'avons vu précédemment, vous pouvez alterner des pratiques équilibrées avec des séances qui se concentrent sur des objectifs plus spécifiques, comme celui de gérer vos émotions. Afin de déterminer la séquence la plus adaptée à vos besoins, je vous propose de débuter votre pratique par un check physique en pleine conscience.

Ce check physique, inspiré de pratiques développées par Bo Forbes, psychologue clinicienne et enseignante de yoga américaine, est un instrument simple que vous pouvez utiliser où que vous soyez. C'est l'un des outils les plus puissants et les plus simples pour prendre conscience de vos tensions physiques, mentales et émotionnelles et commencer à les relâcher. Vous pouvez le pratiquer jusqu'à plusieurs fois par jour et ainsi vous recentrer en quelques instants.

Effectuer ce check physique en pleine conscience avant et après votre pratique de yoga restauratif est essentiel afin d'observer l'effet de cette pratique sur votre corps, votre mental et vos émotions.

CHECK PHYSIQUE EN PLEINE CONSCIENCE
5 MINUTES

- Installez-vous confortablement : soit assis sur l'angle d'une ou plusieurs couvertures, soit en position allongée sur votre tapis de yoga en gardant les genoux pliés. Placez vos mains au niveau de votre abdomen, les paumes de vos mains l'une sur l'autre, ou bien l'une à côté de l'autre, comme vous préférez. Respirez profondément plusieurs fois. Puis portez votre attention au niveau du point de contact entre vos mains et votre corps. Imaginez que ce point de contact est comme une passerelle entre votre conscience extérieure et votre conscience intérieure.
- Respirez naturellement par le nez et demandez-vous : « Suis-je à l'intérieur de mon corps ? » Pour certaines personnes, répondre à cette question est devenu difficile car, au fil du temps, notre corps a perdu sa place dans notre conscience. En pratiquant régulièrement ce check physique, vous apprendrez à observer les différents degrés de présence corporelle à vous-même.
- Évaluez votre niveau d'énergie : est-ce que vous débordez d'énergie ou bien, au contraire, est-ce que vous vous sentez totalement à plat ?
- Observez l'activité de votre esprit : est-ce que les pensées fusent et disparaissent aussi rapidement qu'elles sont apparues ? Un mental rapide signifie souvent une anxiété croissante. Si vous êtes obsédé·e par quelque chose, notez-le également.
- Est-ce que vous ressentez de l'agitation nerveuse ? Souvent, vous le saurez car vous éprouverez comme une sensation de bourdonnement difficile à arrêter.
- Dirigez votre conscience, ensuite, sur les éventuelles tensions et douleurs corporelles.
- Concentrez-vous sur votre ventre, là où réside votre système nerveux entérique, votre second cerveau. Est-il contracté ou plutôt détendu ? Sachez qu'un ventre régulièrement tendu change le microbiote intestinal, augmente l'anxiété et rend difficile la définition de limites. Identifier des tensions abdominales vous aidera à prendre conscience de votre épuisement et de la nécessité de prendre soin de vous.
- Portez ensuite votre attention au niveau des muscles extérieurs de votre mâchoire inférieure. Relâchez-les.
- Observez enfin votre état émotif, les émotions que vous ressentez ici et maintenant, comme la peur, l'anxiété, la tristesse ou la frustration.

Lorsque votre check physique touche à sa fin, tournez-vous lentement sur le côté et, lorsque vous vous sentez prêt·e, reprenez une position assise. Prenez un temps pour prendre conscience de la différence ressentie avant et après le check physique. Il existe un concept en neurosciences appelé « l'effet Hawthorne » : lorsque nous portons notre attention à l'intérieur de nous-mêmes, nous constatons généralement un changement à un moment à un autre. Prenez le temps de prendre conscience du changement qui est intervenu en vous. Peut-être que vous vous sentez désormais plus calme ou tout simplement plus présent·e ?

1. L'anxiété et l'insomnie

L'anxiété et la peur sont des émotions très similaires, c'est pour cette raison que notre cerveau y réagit de la même façon. La peur est une émotion primordiale qui se produit en réaction à une menace spécifique ou à un objet réellement dangereux. L'anxiété est, quant à elle, une émotion subjective qui se manifeste lorsque nous percevons comme dangereux quelque chose qui ne l'est pas objectivement pas. L'anxiété est physiologique lorsqu'elle se manifeste après la survenue de situations négatives afin d'adapter nos comportements, mais elle peut devenir pathologique lorsqu'elle est disproportionnée par rapport au stimulus externe considéré comme dangereux.

Comme nous l'avons vu dans le premier chapitre, notre cerveau active la réponse combat-fuite et une cascade de réactions physiologiques se met en place. Le check physique que nous venons d'effectuer est particulièrement important pour développer la conscience de soi. Les neuroscientifiques appellent cette dernière « intéroception ». Il s'agit de notre capacité à évaluer de manière exacte notre activité physiologique. Lorsque nous sommes anxieux, nous nous sentons agités, nous avons des difficultés à maintenir notre attention sur quelque chose en particulier. Notre cerveau est occupé à analyser continuellement l'environnement pour détecter tous les signes de danger. Notre mental s'accélère et se focalise sur le futur en imaginant toutes sortes de scénarios possibles. Nous sommes facilement irritables et ressentons des tensions physiques. Et comme le stress stimule la sécrétion d'acide gastrique, nous pouvons souffrir de troubles digestifs. Pour couronner le tout, nous pouvons éprouver des difficultés à dormir et être en proie à l'insomnie.

Pour pouvoir contrecarrer cette réponse, il est nécessaire d'apprendre à stimuler notre système nerveux parasympathique dans des situations non stressantes, comme lors d'une pratique de yoga restauratif afin d'être en mesure d'activer cette réponse dans des situations stressantes grâce à la simple observation de notre respiration ou en s'octroyant une pause de quelques minutes en posant notre front sur le bureau.

Je vous propose ici une séquence utilisant des postures particulièrement calmantes pour l'esprit. Nous terminerons avec une variation de la posture de *Savasana* nous permettant d'ouvrir la cage thoracique et de faciliter notre respiration. Nous l'accompagnerons d'un *pranayama* nommé *visamavrtti.* Il s'agit d'une technique de respiration permettant d'augmenter la longueur de notre expiration afin de la rendre deux fois plus longue que notre inspiration. Pour ce faire, vous commencerez par approfondir lentement votre respiration, puis vous augmenterez progressivement la longueur de votre expiration afin qu'elle devienne deux fois plus longue que votre inspiration. Vous ferez suivre chaque respiration profonde d'une respiration normale. Cette interruption évite de se lancer dans une compétition contre soi-même et offre l'occasion de ralentir et de lâcher prise.

Rappelez-vous de ne jamais forcer votre respiration car cela aurait pour conséquence de contracter le diaphragme et très probablement les muscles du visage et du cou, et donc de stimuler le système nerveux. Les signes d'inconfort pourraient être des troubles au niveau de la respiration ou tout simplement l'anxiété de ne pas être capable d'inspirer ou d'expirer complètement de nouveau. Si cela se produit, reprenez le rythme normal de votre respiration jusqu'à ce que vous vous sentiez prêt·e à allonger de nouveau votre expiration.

ADHO MUKHA SWASTIKASANA
3 À 5 MINUTES

Cette posture permet de calmer le mental grâce à la pression exercée sur le front. Elle est particulièrement apaisante en cas d'anxiété. Elle permet également de calmer les spasmes abdominaux en relaxant le ventre.

Contre-indication :

- discopathie.

Accessoires nécessaires : un tapis, une chaise, quatre à six couvertures et un coussin pour les yeux.

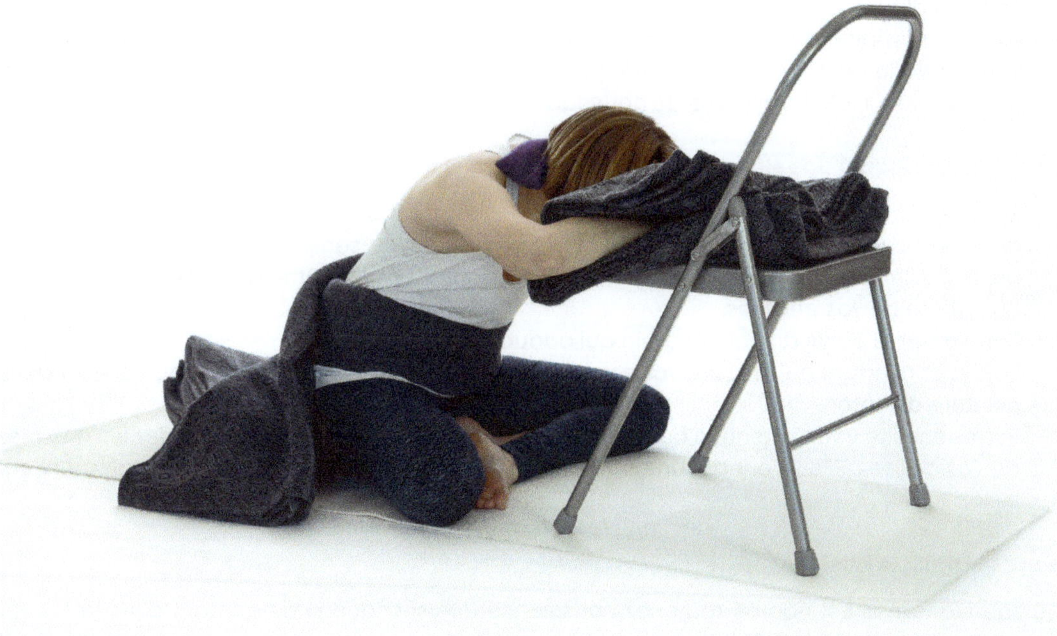

Photo 10

Installation :

- Placez une chaise sur une extrémité du tapis. Posez une couverture « carrée » (voir tableau 3) sur l'assise. Asseyez-vous en face sur le coin d'une ou plusieurs couvertures « carrées » afin de soulever votre bassin, le faire basculer vers l'avant et créer une légère flexion lombaire. Croisez vos jambes au niveau des chevilles dans la posture de *Sukhasana*. Si cette position est inconfortable, vous pouvez également poser vos pieds l'un devant l'autre comme le montre la *photo 10*, dans la posture de *Siddhasana*.
- Placez entre vos côtes flottantes et les articulations de vos hanches une couverture pliée à trois reprises dans le sens de la largeur afin de relaxer votre ventre. Celle-ci viendra serrer étroitement votre bassin, telle une ceinture de kimono dont le nœud sera positionné dans votre dos.
- Inclinez-vous vers l'avant. Ajustez la distance entre vous et la chaise afin d'être dans la posture la plus confortable possible tout en ayant le bas du dos allongé.
- Maintenant, posez votre front sur la couverture ou tournez la tête sur le côté. Votre cou ne doit pas s'affaisser lorsque vous posez le front sur la chaise. Dans le cas contraire, ajoutez une couverture supplémentaire sur le siège.
- Couvrez-vous et posez un petit coussin sur votre cou. Puis croisez les bras et passez-les sous les plis de la couverture. Fermez les yeux.
- Lorsque la moitié du temps se sera écoulée, changez la position de vos jambes et placez votre cheville droite sur votre cheville gauche, ou inversement, afin de maintenir la symétrie dans la posture. Relaxez-vous de nouveau.

Pour accompagner vos élèves durant la relaxation, si vous êtes enseignant·e :

- Respirez naturellement par le nez et portez votre attention au niveau de votre front. Laissez-le reposer totalement sur la chaise et ressentez les sensations physiques liées à la pression de votre front sur le siège. Elles absorbent tout votre être. Notez le ralentissement du rythme de vos pensées.
- Puis sentez le poids du petit coussin qui adoucit votre cou.
- Puis la couverture qui entoure votre ventre. Sentez votre ventre se ramollir au contact de la ceinture de coton.
- Portez ensuite votre attention au niveau de vos points d'appui au sol. Détendez les muscles de vos cuisses. Elles n'ont aucun effort à faire. Laissez vos pieds se relâcher totalement sur le sol.

Pour sortir de la posture :

Lorsque le temps est écoulé, reprenez conscience des sensations de contact avec le sol, les couvertures et la chaise. Ouvrez lentement les yeux. Lorsque vous vous sentez prêt·e, prenez appui sur vos mains pour vous relever.

SALAMBA BHARADVAJASANA 3 À 5 MINUTES DE CHAQUE CÔTÉ

Cette position aide à calmer le système nerveux, à mieux respirer, tout en offrant un massage aux organes abdominaux. Elle nous donne également la possibilité de dénouer des tensions profondes le long de la colonne vertébrale et au niveau du cœur, du cou, de la tête. Elle nous permet d'être plus calmes, plus ouverts afin que nous puissions être à l'écoute de nous-mêmes et des autres.

Accessoires nécessaires : un tapis, deux bolsters, trois à cinq couvertures, une brique si besoin, et un coussin pour les yeux.

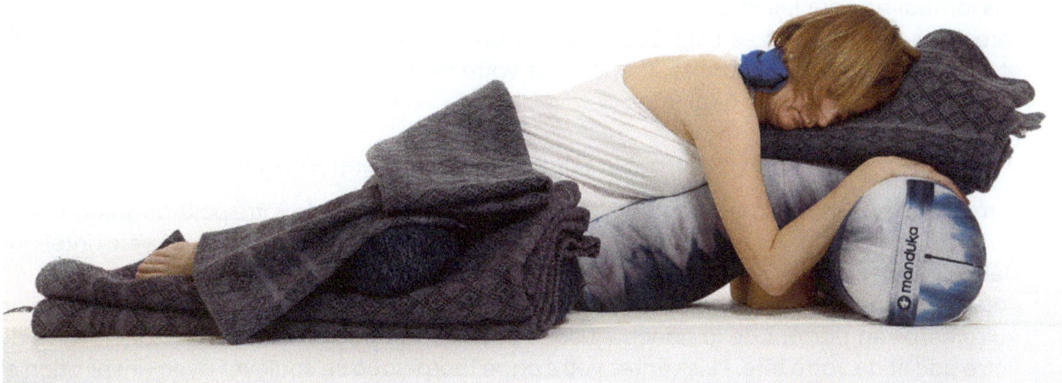

Photo 11 (torsion effectuée sur le côté gauche)

Installation :

- Placez un bolster dans le sens de la largeur sur votre tapis. Posez un second bolster sur le premier dans le sens de la longueur afin d'obtenir une position inclinée à 45°. Vous pouvez éventuellement ajouter une brique sous le second bolster s'il a tendance à s'affaisser sous votre poids.
- Positionnez une couverture « carrée » à pli simple (voir tableau 3) sur le haut du second bolster. Un coin de la couverture viendra se positionner au niveau du sternum afin de surélever légèrement votre poitrine et votre tête.
- Commencez par le côté droit. Asseyez-vous de profil avec le bolster sur le côté droit. Pliez les jambes vers l'arrière. Votre hanche touchera le côté le plus court (la largeur) du bolster. Il est important de ne pas laisser d'espace entre votre hanche et le bolster.

- Vos pieds pointent en direction de l'arrière de votre tapis. Assurez-vous que l'angle entre vos cuisses et le bolster soit supérieur à un angle droit (supérieur à 90°). Cela permettra à votre colonne vertébrale d'effectuer la torsion de façon plus confortable. Placez une couverture rectangulaire à pli simple entre vos jambes afin de supporter vos tibias et vos pieds. Si vous ressentez le besoin d'avoir plus d'ouverture au niveau des hanches, ajoutez une couverture supplémentaire entre vos jambes.
- Posez les mains de chaque côté du bolster, le bout des doigts sur le sol. Inspirez, étirez le tronc vers le haut et ramenez les épaules vers l'arrière. Expirez et tournez votre tronc avant de vous coucher sur le bolster. Désormais, vos pieds font face au mur derrière vous tandis que votre torse se repose sur le bolster, tout en maintenant une légère torsion de la colonne vertébrale.
- Reposez votre tête dans la même direction que vos genoux. Si vous souhaitez amplifier la torsion, vous pouvez tourner votre tête dans la direction opposée. Placez vos mains de chaque côté en les posant sur les extrémités du bolster du dessous.
- Vous pouvez poser un coussin pour les yeux à l'arrière de votre cou et une couverture sur vos lombaires pour les relaxer. Couvrez-vous totalement.
- Lorsque 3 à 5 minutes se sont écoulées, sur une inspiration, prenez appui sur vos mains et reprenez une position assise. Prenez tout votre temps pour changer de côté (photo 11). Restez-y de nouveau 3 à 5 minutes.

Pour accompagner vos élèves durant la relaxation, si vous êtes enseignant·e :

- Fermez les yeux et portez légèrement votre menton en direction de votre poitrine : ceci indique à votre corps et à votre esprit que vous êtes en train de porter votre conscience vers l'intérieur. Cette conscience intérieure est l'une des clés pour retrouver l'équilibre émotionnel.
- Portez votre attention sur votre respiration. Permettez-lui d'élargir toute la partie latérale de votre corps en partant de la hanche jusque sous votre épaule, et en remontant le long de votre cou et de votre tête. Puis sentez votre cage thoracique se soulever avec l'inspiration et se contracter avec l'expiration. Utilisez vos capacités de visualisation et imaginez que vous respirez entre vos omoplates. Lorsque vous inspirez, vous sentez l'air entrer dans votre corps dans l'espace qui sépare vos omoplates, et lorsque vous expirez vous sentez l'air sortir par votre cœur. Votre souffle libère toute tension le long de votre colonne vertébrale, derrière le cœur et à travers les épaules, permettant ainsi à votre poitrine de se poser complètement sur le bolster. Les épaules et les bras deviennent de plus en plus lâches. Imaginez un torrent qui ruisselle le long de vos côtes jusqu'au sol alors que vous vous abandonnez totalement sur les accessoires.

Pour sortir de la posture :

Lorsque le temps est écoulé, prenez de profondes respirations pour vous reconnecter à votre environnement extérieur. Lorsque vous vous sentez prêt·e, sur une inspiration, reprenez une position assise en prenant appui sur vos mains.

ARDHA VIPARITA KARANI 15 À 20 MINUTES

Cette posture est l'une de mes inversions préférées, notamment parce qu'elle nous évite d'avoir besoin d'un mur et donc de perturber le calme obtenu en reprenant une position debout pour changer de posture. Tout ce que je peux faire pour simplifier la pratique, créer moins de mouvement, et la rendre plus fluide lors du passage d'une posture à l'autre est essentiel pour offrir une relaxation toujours plus profonde.

Élever les jambes plus haut que le cœur et le cœur plus haut que la tête permet d'améliorer la circulation sanguine et le drainage lymphatique à travers les jambes, les organes abdominaux, les poumons, le cœur et le cerveau. Cette posture nous aide également à calmer le système nerveux et à nous sentir plus équilibrés, calmes et sereins.

Contre-indications :

- grossesse,
- pendant les règles,
- sinusite ou rhume,
- reflux gastro-œsophagien,
- spondylolyse et spondylolisthésis,
- décollement de la rétine,
- glaucome.

Accessoires nécessaires : un tapis, une chaise, un bolster, une sangle, six couvertures, deux briques et un sac de sable.

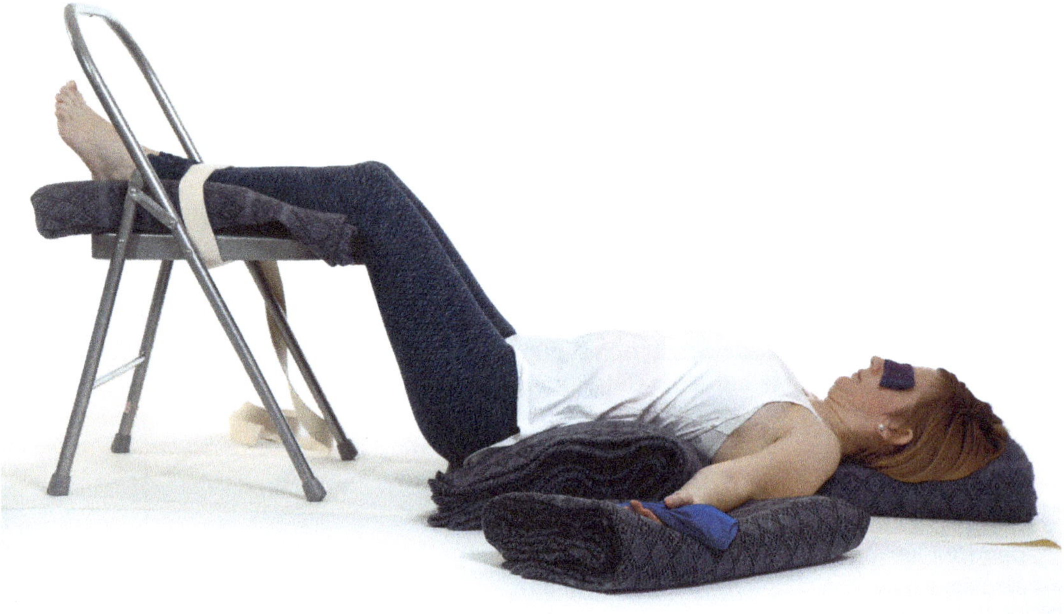

Photo 12

Installation :

- Sur un tapis, installez un bolster devant une chaise, sur lequel vous poserez une couverture rectangulaire à pli simple (voir tableau 3) (sur la *photo 12*, le bolster est caché sous la couverture qui le recouvre).
- Ajoutez une couverture « carrée » à pli simple sur l'assise de la chaise et préparez une sangle pour entourer la chaise et vos jambes afin de maintenir ces dernières en position.
- Ajoutez devant le bolster, perpendiculairement à celui-ci, une couverture rectangulaire à double pli.
- Asseyez-vous de profil sur le bout du bolster, une hanche proche de la chaise. Pliez les jambes.
- Pivotez de 90° en vous aidant des mains. Posez vos tibias sur l'assise. En même temps, faites pivoter le tronc dans le sens opposé jusqu'à l'aligner avec les jambes, et allongez votre poitrine et votre tête sur la couverture derrière vous. Votre bassin ainsi que vos côtes flottantes doivent être soutenus par le bolster ; vos épaules et votre tête doivent reposer sur la couverture.
- Vos cuisses, les muscles du grand et petit psoas ainsi que votre ventre se relâcheront davantage si vos cuisses sont inclinées à un angle de 45° par rapport au sol plutôt qu'à 90°.

L'arrière de vos genoux doit être soutenu par l'assise de la chaise et vos talons doivent être sur la même ligne horizontale que vos genoux. Assurez-vous que vos talons ne sont pas dans le vide mais bien soutenus par la couverture.

- Tournez vos tibias vers l'intérieur et entourez-les au moyen d'une sangle.
- Soutenez vos bras à l'aide de deux couvertures rectangulaires à double pli. Choisissez pour vos bras la position que vous préférez : vous pouvez porter vos bras au-dessus de votre tête (en forme de cactus comme dans la posture de *Viparita Baddha Konasana*, photo 39) afin de relaxer les trapèzes – les muscles qui recouvrent les muscles postérieurs du cou et de la région entre les omoplates – et les deltoïdes – les muscles superficiels qui forment le galbe de l'épaule –, ou bien positionner vos bras sur les côtés (*photo 12*).
- Pour calmer votre esprit, vous pouvez placer deux briques derrière votre tête, sans que celles-ci ne la touchent, et y poser un sac de sable (*photo 13*).
- Assurez-vous que vous êtes symétrique, couvrez-vous et posez un petit coussin sur vos yeux.

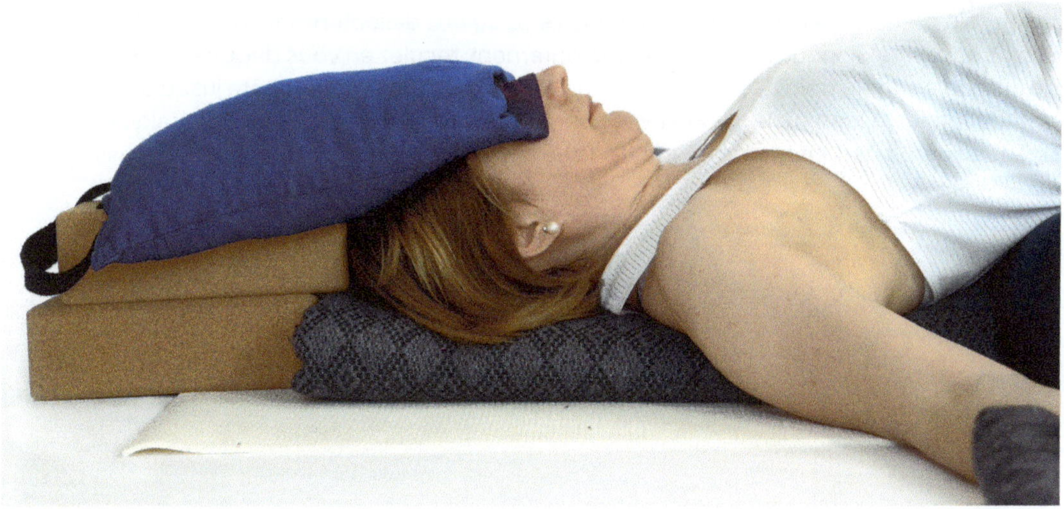

Photo 13

Pour accompagner vos élèves durant la relaxation, si vous êtes enseignant·e :

- Laissez votre corps se détendre, devenir doux, très doux.
- Libérez les muscles de votre mâchoire et autour de vos yeux, puis permettez à votre souffle de faire de l'espace à l'intérieur de votre ventre afin qu'il devienne doux, très doux.
- Portez votre attention au niveau de votre cœur et laissez cette région être caressée par votre respiration. Permettez à toute la zone de la poitrine d'être baignée de douceur.

Remarquez les éventuelles résistances, ce qui se passe dans cette région. Permettez à votre cœur de se laisser pénétrer par la tranquillité, ici et maintenant.

- Sentez votre corps ouvert et vivant.
- Si votre esprit bondit d'une pensée à une autre ou s'il est absorbé par une préoccupation, invitez-le à revenir dans l'ici et maintenant, encore et encore, de la manière la plus douce et bienveillante possible.
- Lorsque des difficultés se présentent, rappelez-vous qu'elles finissent toujours par passer. Pour vous aider à les surmonter, il est important de vous ancrer dans le moment présent. Une façon simple de le faire est de sentir le soutien de la Terre sous votre corps. Connectez-vous à notre Mère, la Terre. La Terre vous soutient pour que vous puissiez relâcher toute résistance, toute tension profonde.

Pour sortir de la posture :

Lorsque le temps est écoulé, reprenez conscience du contact de votre corps avec le sol et les accessoires. Retirez le coussin posé sur vos yeux, ouvrez délicatement vos yeux et déplacez le sac de sable et les briques sur le côté. Très lentement, reculez en vous dégageant délicatement de la sangle sans la défaire et en vous faisant glisser en direction de la tête jusqu'à ce que votre dos tout entier repose sur le sol. Pliez vos genoux et restez dans cette posture quelques instants. Lorsque vous vous sentez prêt·e, tournez-vous sur le côté et reprenez une position assise.

SAVASANA POUR LE *PRANAYAMA*
20 À 25 MINUTES

Cette version permet de surélever le thorax afin d'améliorer la respiration. Elle est idéale pour qui s'endort régulièrement dans la posture de *Savasana*.

Contre-indication :

- grossesse après 6 mois (effectuez *Savasana* sur le côté, photo 49).

Accessoires nécessaires : un tapis, un bolster, cinq couvertures, trois coussins pour les yeux.

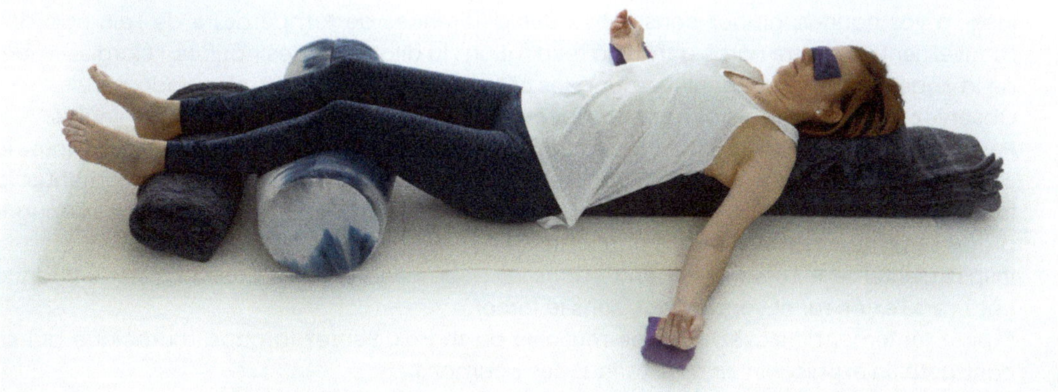

Photo 14

Installation :

- Sur un tapis, arrangez en escalier trois couvertures rectangulaires à pli simple (voir tableau 3), avec un espace d'environ 10 à 15 cm entre elles.
- Asseyez-vous sur le tapis (et non sur la couverture) de manière à ce que votre bassin touche la couverture la plus basse. Allongez-vous sur les couvertures, le corps bien symétrique par rapport à l'axe médian. Ajustez éventuellement les couvertures afin que la couverture du bas se positionne sous le bassin, la seconde sous les lombaires et la troisième sous les dorsales et la tête.
- Repliez le bord supérieur de la troisième couverture et placez-la sous votre tête et votre cou. Le menton doit être légèrement plus bas que le front.

- Utilisez un bolster pour soutenir l'arrière de vos genoux et placez une couverture enroulée sous les tendons d'Achille afin que vos talons soient suspendus au-dessus du tapis.
- Placez vos bras loin de votre tronc afin que leur positionnement n'interfère pas avec le mouvement de vos côtes et installez vos mains sur deux coussins pour les yeux (*photo 14*).
- Maintenant, couvrez-vous avec une couverture, fermez les yeux et placez sur eux un petit coussin.

Pour accompagner vos élèves durant la relaxation, si vous êtes enseignant·e :

- Pendant plusieurs secondes, portez votre attention sur l'ensemble de votre corps afin de dissoudre les éventuelles tensions musculaires. Si nécessaire, modifiez votre position afin de trouver celle qui ne créera aucune résistance. Une fois le calme installé en vous, portez tout simplement votre attention sur votre respiration. Il est important de ne pas en modifier le rythme naturel. Permettez à votre respiration d'être la plus naturelle possible.
- Mentalement, suivez le trajet de l'air de vos narines jusqu'aux poumons, de vos poumons jusqu'à vos narines, prenez conscience des différences de température de l'air, puis des mouvements de votre corps durant la respiration : la dilatation des narines, l'élargissement de la cage thoracique, le soulèvement des côtes, le va-et-vient de votre abdomen.
- Observez votre respiration comme un spectateur détaché pendant quelques minutes.
- Puis mesurez mentalement la longueur de votre inspiration et de votre expiration. Notez le temps nécessaire pour une inspiration et une expiration. Et commencez à augmenter la longueur de votre inspiration et de votre expiration sans les forcer. Essayez de les allonger progressivement de deux temps chacune.
- Inspirez lentement. Lorsque l'air entre dans les poumons, sentez le mouvement de chaque côté vers l'extérieur et vers le haut, sans le forcer.
- Expirez lentement. Relaxez tous les muscles du thorax. Sentez la cage thoracique qui se contracte en expulsant l'air à l'extérieur des poumons.
- Puis respirez normalement une fois. Recommencez. Augmentez lentement la surface de votre thorax lors de l'inspiration. Expirez lentement jusqu'à ce qu'une respiration normale prenne le relais.
- Lorsque votre respiration est plus profonde mais de même longueur, commencez à augmenter la durée de votre expiration d'un temps. Par exemple, si vous inspirez sur deux temps, expirez sur trois. Si vous inspirez sur trois temps, expirez sur quatre. Et ainsi de suite. Faites suivre chaque respiration profonde d'une respiration normale. Si vous êtes toujours à l'aise, vous pouvez augmenter la longueur de votre expiration jusqu'à deux temps de plus que votre inspiration. Essayez de ne pas sortir de votre zone de confort. Les signes d'inconfort pourraient être des troubles au niveau de la respiration ou tout simplement de l'anxiété sur votre capacité à inspirer de nouveau ou à expirer complètement. Chaque fois que vous ressentez de l'inconfort, adaptez le rythme de votre respiration.

- Si vous êtes toujours à l'aise, augmentez lentement la longueur de votre expiration jusqu'à ce qu'elle devienne deux fois plus longue que votre inspiration. Si vous inspirez sur deux temps, expirez sur quatre. Si vous inspirez sur trois temps, expirez sur six. Et ainsi de suite. Faites une pause avec une respiration normale après chaque respiration longue. Continuez pendant quelques minutes puis reprenez une respiration normale jusqu'à la fin de la relaxation.

Pour sortir de la posture :

Lorsque le temps est écoulé, reprenez conscience du contact de votre corps avec le sol et les accessoires. Observez votre respiration : sa qualité, sa forme, sa texture. Puis tournez vos genoux vers l'intérieur. Portez le bas de votre dos sur les couvertures. Pliez un genou, puis l'autre, posez vos pieds sur le bolster. Tournez-vous sur le côté de votre choix. Laissez tomber à terre votre coussin pour les yeux. Lorsque vous vous sentez prêt·e, reprenez très lentement une position assise en pressant la main près de votre poitrine sur le sol et en vous aidant de l'autre.

Les yeux toujours fermés, prenez quelques instants pour effectuer de nouveau un check physique (voir page 50) et identifier les éventuels changements.

Il se peut que vous vous soyez endormi·e durant l'une des postures. Il n'y a rien de mal à cela, surtout si vous ne dormez pas bien depuis des mois ou si vous traversez actuellement des épreuves particulièrement difficiles. La pratique peut être alors l'occasion de vous reposer profondément. Toutefois, l'objectif est d'apprendre à relâcher des tensions de longue date. Pour cela, nous avons besoin de rester conscients durant tout le processus. Il est important de se rappeler que se relaxer et dormir sont deux besoins physiologiques essentiels, comme manger et boire. On ne peut pas remplacer l'un par l'autre.

Si vous souffrez d'insomnie, je vous propose quelques conseils pour vous aider à dormir mieux et plus longtemps :

- Allez vous coucher toujours à la même heure.
- Réveillez-vous à la même heure, même le week-end.
- Évitez de faire des siestes, préférez la pratique du yoga restauratif.
- Évitez toute forme de stimulants (caféine, alcool, chocolat noir, nicotine).
- Si vous avez l'habitude de prendre de la vitamine D, prenez-la le matin afin de ne pas interférer avec la libération de mélatonine, hormone nécessaire à l'endormissement.
- Exposez-vous chaque matin au moins une demi-heure à la lumière du jour afin de faciliter la libération de mélatonine le soir.
- Ne mangez pas durant les deux à trois heures qui précèdent l'heure du coucher.
- Ne faites pas de sport durant les deux heures qui précèdent l'heure du coucher.

- Évitez de vous exposer à la lumière bleue des écrans de portable, d'ordinateur, de tablette ou de télévision dans les deux heures qui précèdent l'heure du coucher car cela ralentit la libération de mélatonine. Dans le cas contraire, portez des lunettes anti-lumière bleue.
- Éteignez la plupart des lumières 90 minutes avant le coucher (l'obscurité aide à libérer la mélatonine).
- Assurez-vous que la température de votre chambre se situe entre 18°C et 20°C, car la chaleur augmente le niveau de cortisol dans le sang.
- Mettez en place une routine de relaxation en effectuant une posture de yoga restauratif avant le coucher. Cela permettra de dénouer les tensions physiques et vous évitera de vous tourner et retourner pour trouver une position confortable dans votre lit. Cela favorisera également un sommeil plus profond et régénérateur.
- Dormez sur le côté en utilisant un coussin de corps ou un coussin d'allaitement.
- Enfin, effectuez la respiration *Bhramari* (voir ci-dessous) avant de vous coucher et à chaque réveil nocturne.

Bhramari, ou la respiration de l'abeille

Bhramari, en sanscrit, signifie « la respiration de l'abeille ». « L'inspiration est rapide et impétueuse... L'expiration, très lente, rappelle le bourdonnement de l'abeille femelle. »[22] En pratiquant la respiration *Bhramari* même seulement quelques minutes, vous pourrez percevoir son effet profondément calmant sur l'esprit et une sensation générale de tranquillité et de bien-être. Elle est particulièrement efficace pour combattre l'insomnie. Lorsque nous produisons un bourdonnement au fond de notre gorge, les muscles laryngés s'activent et vibrent grâce aux signaux envoyés par le nerf vague. Lorsque l'on produit ce type de son suffisamment longtemps et avec assez de puissance, cela peut stimuler efficacement les autres composantes de signalisation du nerf vague[23].

Cette respiration est également connue pour augmenter jusqu'à quinze fois la production d'oxyde nitrique ou monoxyde d'azote dans les sinus par rapport à une expiration normale[24]. L'oxyde nitrique a de nombreux effets bénéfiques sur le corps. C'est une molécule de signalisation importante qui régule une gamme variée de processus physiologiques, comme la vasodilatation (l'expansion de la largeur des vaisseaux sanguins qui prévient les maladies cardiaques) et l'inflammation (elle a un effet anti-inflammatoire dans des conditions physiologiques normales).

Si vous souffrez d'insomnie, le meilleur moment pour la pratiquer est juste avant de vous coucher. Installez-vous dans la posture de *Savasana* pour le *pranayama*, puis commencez à

---

22. *Hatha Yoga Pradîpikâ*, II, 68.
23. Navaz Habib, *Activez votre nerf vague*, chapitre 15, 2020.
24. E. Weitzberg et J. Lundberg, « *Humming greatly increases nasal nitric oxide* », *American Journal of respiratory and critical care medicine*, février 2002.

vous relaxer. Respirez normalement et observez votre respiration sans la modifier. Sentez petit à petit le calme envahir votre corps et votre esprit.
Lorsque vous vous sentez prêt·e, vous pouvez démarrer la respiration de l'abeille. Inspirez normalement puis commencez à expirer lentement tout en produisant un bourdonnement au fond de votre gorge. Pour ce faire, vous pouvez effectuer le son intériorisé du *mantra Om*. Le son produit doit se situer entre le *a* et le *o*. Le palais souple s'étend comme une voile, comme si vous bâilliez avec la bouche fermée. Recommencez le cycle six fois ou davantage. Puis continuez votre relaxation en respirant normalement.

Si vous vous réveillez durant la nuit, vous pouvez effectuer de nouveau cette respiration dans votre lit afin de vous aider à vous rendormir plus facilement.

AUTRES SÉQUENCES POUR CALMER L'ANXIÉTÉ ET MIEUX DORMIR

Vous trouverez ci-dessous d'autres séquences que vous pourrez pratiquer pour calmer votre anxiété et gérer l'insomnie. Certaines sont plus courtes car, lorsque nous sommes extrêmement anxieux, nous pouvons avoir plus de difficultés à rester dans le silence pendant 20 minutes. Petit à petit et à votre rythme, vous réussirez à augmenter la durée de votre pratique.

Séquence 2	
Ardha Svanasana - 2 à 3 minutes	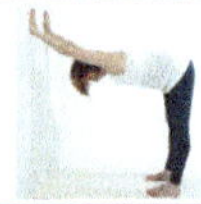
Salamba Upavistha Konasana - 2 à 5 minutes	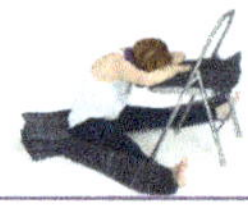
Salamba Balasana - 5 minutes de chaque côté	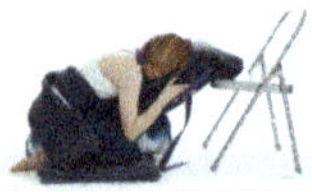
Adho Mukha Savasana - 10 à 15 minutes	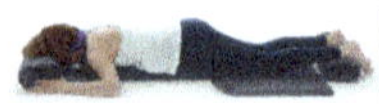
Séquence 3	
Salamba Uttanasana - 2 à 3 minutes	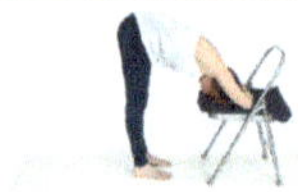
Salamba Adho Mukha Svanasana - 2 à 3 minutes	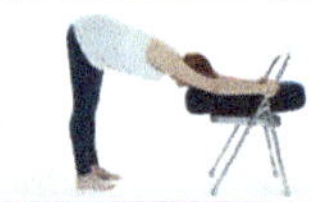
Viparita Karani - 10 à 15 minutes	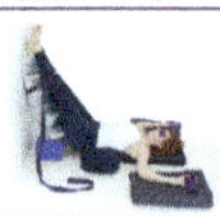
Savasana sur le côté - 20 à 25 minutes	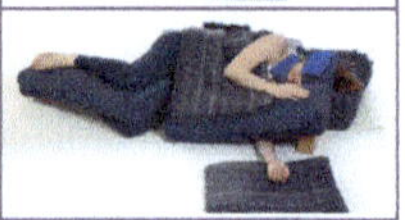

Séquence 4	
Salamba Prasarita Padottanasana – 2 minutes de chaque côté	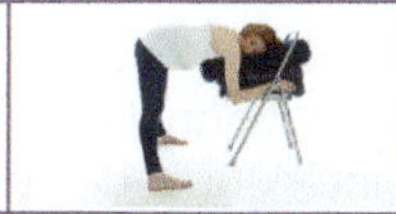
Salamba Janu Sirsasana - 2 à 3 minutes de chaque côté	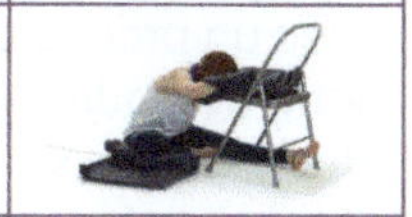
Salamba Jathara Parivartanasana - 3 minutes de chaque côté	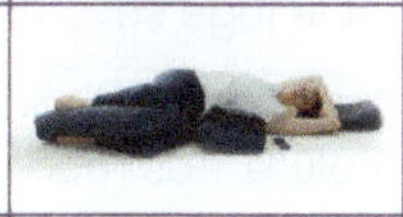
Salamba Setu Bandhasana - 8 à 15 minutes	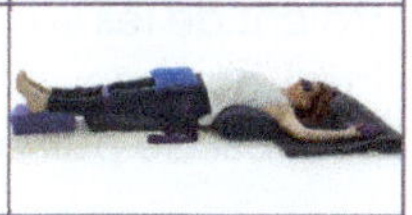
Adho Mukha Savasana - 20 minutes	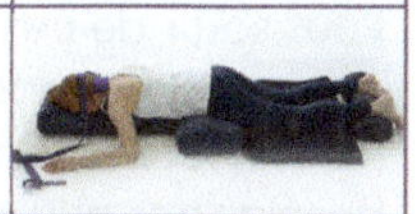
Séquence 5 (pour les élèves avancés)	
Salamba Adho Mukha Svanasana - 2 à 3 minutes	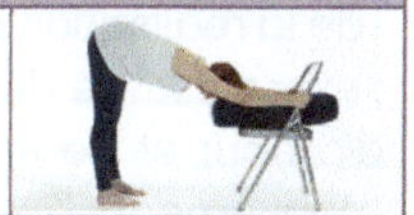
Salamba Sarvangasana - 12 à 15 minutes	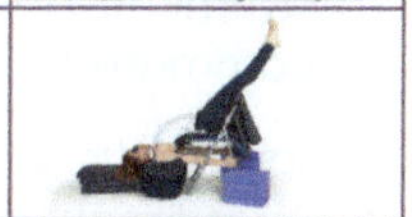
Ardha Halasana - 10 à 15 minutes	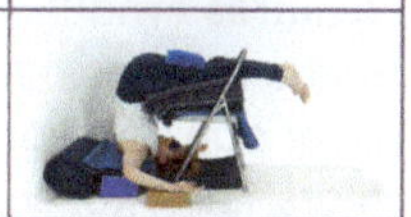
Savasana emmailloté - 20 à 25 minutes	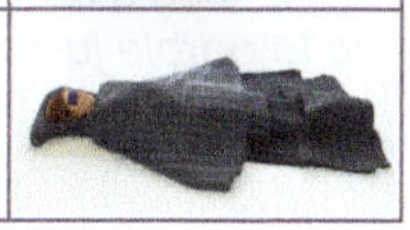

2. La colère

Comme nous l'avons vu dans les chapitres précédents, les occasions de ressentir des tensions émotionnelles sont grandes dans notre vie quotidienne. Il est très facile de perdre notre équilibre intérieur et de nous sentir irrités. Il suffit qu'un projet n'aboutisse pas ou bien que l'on se dispute avec un proche et la colère peut s'activer en nous. Nous nous préparons alors à attaquer pour nous défendre. Notre rythme cardiaque s'emballe, nous ressentons des tensions physiques ainsi que des sensations de chaleur, notre mental se focalise sur le comportement des autres et le juge sévèrement.

La fonction fondamentale des émotions est de servir nos besoins. Mais lorsque nous sommes en colère, nos modes de pensées nous éloignent, le plus souvent, des solutions qui nous permettraient de les satisfaire. Notre mental se focalise alors sur une pensée ou un jugement qui nous irrite, comme : « L'autre n'aurait pas dû se comporter comme il l'a fait. » Lorsque notre mental est obsédé par cette image, nous nous déconnectons de nous-mêmes et de nos besoins.

Pour sortir de ces pensées qui peuvent nous obséder pendant plusieurs heures et pour arrêter de nous comporter d'une manière défensive, faire une pause peut s'avérer très efficace en nous reconnectant à nos besoins les plus profonds. Souvent, nous avons appris à faire passer les besoins des autres avant les nôtres. Il est donc important de prendre un temps pour les identifier : il peut s'agir d'un besoin d'autonomie (choisir nos rêves, nos buts, nos valeurs), de célébration (de la réalisation de nos rêves mais aussi de la perte), d'intégrité (d'authenticité, de créativité, de sens, d'estime de soi), d'interdépendance (de proximité, de sécurité émotionnelle, d'honnêteté, d'amour et de respect), mais aussi de nourriture sur le plan physique (d'air, de nourriture, de mouvement, d'exercice), de protection contre les formes de vie menaçantes (virus...) ou de jeu et de communion d'esprit (de beauté, d'harmonie, d'inspiration, d'ordre, de paix)[25].

Lorsque nous sommes connectés à nos besoins, la colère cède généralement la place à d'autres émotions intenses, comme la tristesse, la peur et la douleur. La prise de conscience de ces émotions nous pousse à agir pour satisfaire nos besoins alors que la colère nous mobilise pour punir et réprimander les autres. Selon Judith Hanson Lasater, qui a étudié directement avec Marshall B. Rosenberg, le créateur de la Communication Non Violente, et qui a écrit *L'importance de la parole juste*, l'empathie pour soi et les autres est la clé pour transcender l'irritation.

25. Marshall B. Rosenberg, *Les mots sont des fenêtres (ou bien ce sont des murs)*, 2016.

Cette séquence a été conçue pour nous aider à nous enraciner et à digérer émotionnellement ce à quoi nous avons été confrontés, tout en nous aidant à cultiver l'empathie envers nous-mêmes et les autres. Sa pratique permet de stimuler le système nerveux parasympathique et la réponse « repos et digestion ». Elle nous permet de mieux comprendre nos scénarios comportementaux, de réduire nos mécanismes de défense, de moins juger, de faire preuve de plus de compassion et d'être plus créatifs dans la résolution des problèmes. Nous serons alors en mesure d'interagir de manière différente avec les autres, y compris avec les personnes avec qui nous avons tendance à réagir de la façon la plus inconsciente, comme les membres de notre famille.

SALAMBA UTTANASANA
2 À 3 MINUTES

Cette posture est particulièrement apaisante pour notre esprit, ce qui est essentiel afin de désarmer notre juge intérieur. Elle permet par ailleurs de dénouer les tensions au niveau du dos et de soulager les maux d'estomac, tout en nous enracinant dans le moment présent.

Contre-indications :

- hernie discale,
- dysfonction sacro-iliaque,
- douleurs irradiantes au niveau des bras et des jambes.

Si vous souffrez du dos, si vous ne pouvez pas effectuer de flexion avant ou si vos ischio-jambiers sont trop courts, pratiquez plutôt *Ardha Svanasana* (photo 46).

Accessoires nécessaires : un tapis, une chaise et une à deux couvertures.

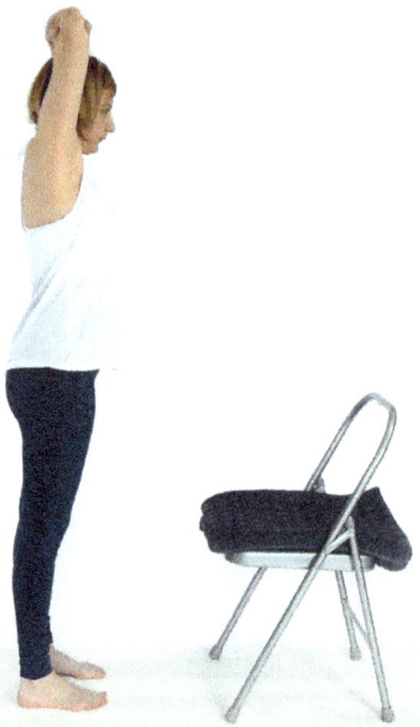

Photo 15

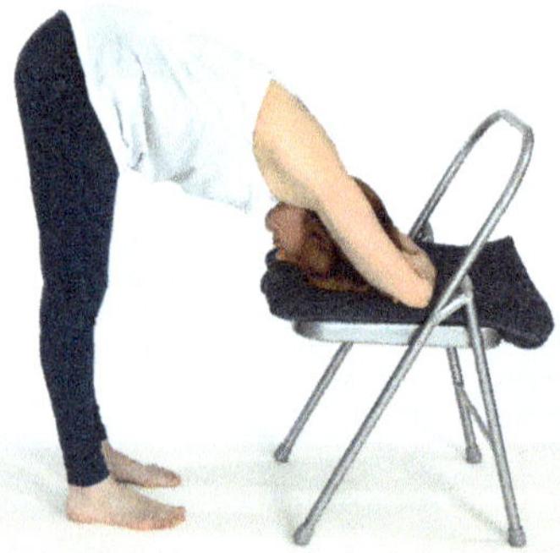

Photo 16

Installation :

- Placez une chaise sur un tapis antidérapant avec l'assise face à vous. Posez-y une ou deux couvertures « carrées » (voir tableau 3).
- Tenez-vous debout, face à la chaise, les pieds écartés de 30 à 40 cm environ. Prenez vos coudes dans les mains, inspirez et étirez les bras au-dessus de la tête (photo 15). Expirez et descendez le tronc et les bras vers le sol. Laissez le poids de vos bras et du haut du corps vous tirer délicatement vers le bas. Détendez la tête et le cou.
- Posez votre front (au niveau de la ligne des cheveux) sur la chaise. Positionnez vos bras devant votre tête. Fermez les yeux (photo 16).

Pour accompagner vos élèves durant la relaxation, si vous êtes enseignant·e :

- Respirez naturellement et portez votre attention au niveau de votre tête. Laissez-la reposer totalement sur la chaise. À chaque expiration, relâchez tous les muscles du visage, du cou, des épaules et du dos. Sentez vos avant-bras s'abandonner totalement sur la chaise.
- Dirigez votre regard et votre respiration au niveau de votre dos et relâchez toutes les tensions à chaque expiration.
- Sentez vos points d'appui au sol. Utilisez vos capacités de visualisation et imaginez des racines qui partent de vos pieds et qui s'ancrent profondément au sol.
- Profitez pendant quelques instants de cette sensation d'enracinement.

Pour sortir de la posture :

Lorsque le temps est écoulé, ouvrez lentement les yeux. Lorsque vous vous sentez prêt·e, placez les mains sur les hanches, allongez le torse, puis redressez le buste sur une inspiration.

SALAMBA JANU SIRSASANA
3 À 4 MINUTES DE CHAQUE CÔTÉ

Cette posture permet d'étirer doucement les muscles du bas du dos. Elle augmente la flexibilité de l'articulation de la hanche. Elle détend les organes abdominaux, réduit la pression artérielle et nous aide à porter notre conscience à l'intérieur de nous-mêmes.

Elle est également connue pour stimuler le foie, la rate et les reins.

Contre-indications :

- hernie discale,
- blessures ou douleurs aux genoux.

Accessoires nécessaires : un tapis, une chaise, trois couvertures et un coussin pour les yeux.

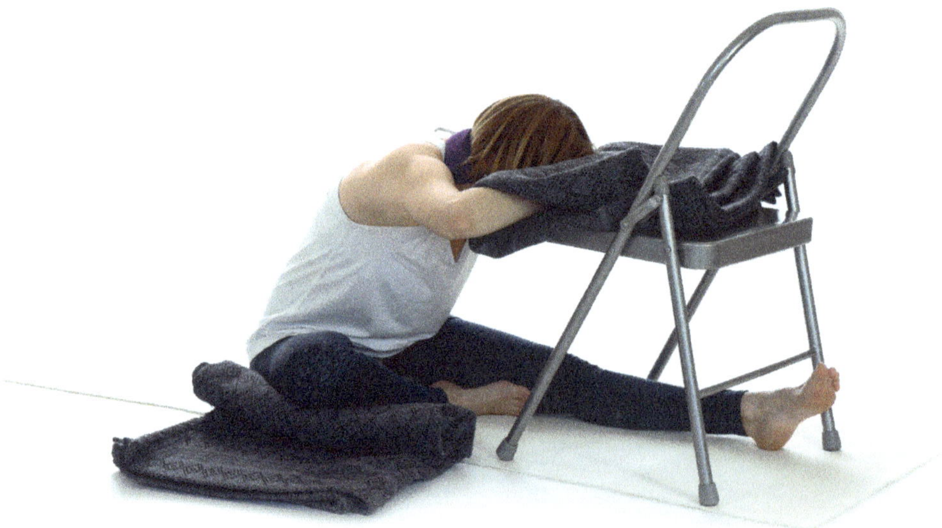

Photo 17

Installation :

- Placez une chaise sur un tapis antidérapant avec l'assise face à vous. Posez-y une couverture « carrée » (voir tableau 3).

- Asseyez-vous sur le sol avec les jambes allongées sous les pieds de la chaise et le tronc vertical. Serrez les jambes l'une contre l'autre. Posez les paumes de vos mains sur le sol de chaque côté des hanches, les doigts pointés en avant.
- Appuyez les mains sur le sol, étirez les côtés et l'arrière du corps vers le haut, puis le devant du corps vers le haut à partir du pubis.
- Sans bouger la jambe gauche, pliez légèrement le genou droit. Insérez l'annulaire et le majeur de la main gauche à l'arrière du genou droit et repérez les ligaments situés sur la partie arrière gauche du genou afin de les extraire délicatement de leur cavité et de permettre au tibia de tourner vers l'extérieur et vers le bas.
- Posez votre genou plié au sol. S'il ne repose pas au sol, ajoutez une couverture enroulée sous celui-ci. Appuyez votre pied droit contre l'intérieur de la cuisse gauche. Celui-ci ne doit pas toucher l'aine. Au contraire, laissez de l'espace entre votre pied et votre pubis.
- Sur une expiration, fléchissez les hanches et le tronc en avant et reposez le front sur la chaise. Vos bras et vos mains se posent devant votre tête.
- Couvrez-vous et posez un petit coussin au niveau du cou. Une fois la position ajustée, vous pourrez passer les bras dans la couverture afin de les maintenir plus facilement en place.
- Ajustez la distance entre vous et la chaise afin d'être dans la posture la plus confortable possible tout en ayant le bas du dos allongé (photo 17).
- Votre cou ne doit pas s'affaisser lorsque vous posez le front sur la chaise. Dans le cas contraire, ajoutez une couverture supplémentaire sur la chaise.
- Fermez les yeux.
- Après quelques minutes passées dans cette position, sur une inspiration, remontez délicatement en prenant appui sur vos mains et recommencez sur le côté gauche afin de maintenir la symétrie de la posture.

Pour accompagner vos élèves durant la relaxation, si vous êtes enseignant·e :

- Respirez profondément plusieurs fois par le nez pour vous aider à vous détendre.
- Souvent, lorsque nous sommes en colère, nous avons tendance à la réprimer et à contracter les muscles des épaules. Permettez à vos épaules d'abandonner toutes leurs tensions.
- Puis détendez les muscles du dos. Laissez votre dos s'ouvrir et s'arrondir.
- Sentez les points d'appui au niveau de vos fessiers, de vos jambes et de vos pieds. Vos muscles n'ont désormais plus besoin de travailler. Laissez-les se détendre.

Pour sortir de la posture :

Lorsque vous avez effectué la posture des deux côtés, reprenez conscience de votre environnement extérieur en effectuant de profondes respirations. Lorsque vous vous sentez prêt·e, sur une inspiration, remontez délicatement en prenant appui sur vos mains posées sur la chaise et relâchez vos jambes.

SALAMBA NAVASANA AVEC LES JAMBES PLIÉES 20 À 25 MINUTES

C'est une posture qui nous permet de nous ancrer profondément. Grâce à la position du corps et à l'angle des jambes, elle permet de détendre les muscles du psoas qui relient nos jambes à notre colonne vertébrale.

Pour vous aider à mieux comprendre l'impact de ces derniers sur l'ensemble des systèmes, il me semble important de prendre le temps de vous les décrire. Les muscles du grand et petit psoas couvrent la courbure lombaire postérieure et descendent bilatéralement du diaphragme jusqu'aux crêtes iliaques. Le grand psoas passe ensuite sous le ligament inguinal pour se joindre aux fibres du muscle iliaque, convergeant en une insertion unique (muscle ilio-psoas) sur le petit trochanter du fémur. Ces muscles sont étroitement impliqués dans la réponse combat-fuite, car ils sont essentiels pour passer à l'attaque (pensez un instant à un sprinter dans les starting-blocks) et ce sont eux, aussi, qui nous font nous recroqueviller quand nous sommes confrontés à la peur. Notre système nerveux communique avec les muscles du psoas et ces derniers renvoient des informations à notre système nerveux.

Ces muscles se tendent non seulement lorsque nous nous sentons menacés, mais aussi lorsque nous conduisons, lorsque nous restons trop longtemps dans une position assise, ou lorsque nous marchons sur du béton ou même avec certaines chaussures. En d'autres termes, nos activités quotidiennes ont pour effet de contracter ces muscles. Or, une tension chronique au niveau de ces muscles peut causer des maux dans le bas du dos et même entraver la digestion dans la mesure où ils forment avec d'autres muscles la partie arrière de la ceinture abdominale[26]. Cette tension signale continuellement à notre corps que nous sommes en danger. Au contraire, relaxer cette zone du corps nous permet de nous sentir en sécurité et beaucoup plus ancrés, ce qui nous aidera dans nos relations au quotidien avec les autres.

Accessoires nécessaires : un tapis, deux bolsters, six blocs, trois briques, quatre à cinq couvertures et trois coussins pour les yeux.

---

26. Jillian Pransky, *Deep listening*, 2017.

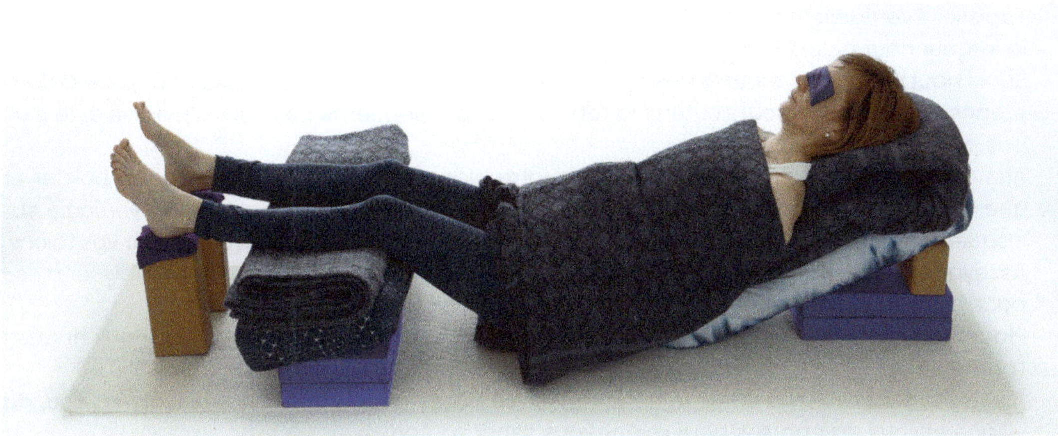

Photo 18

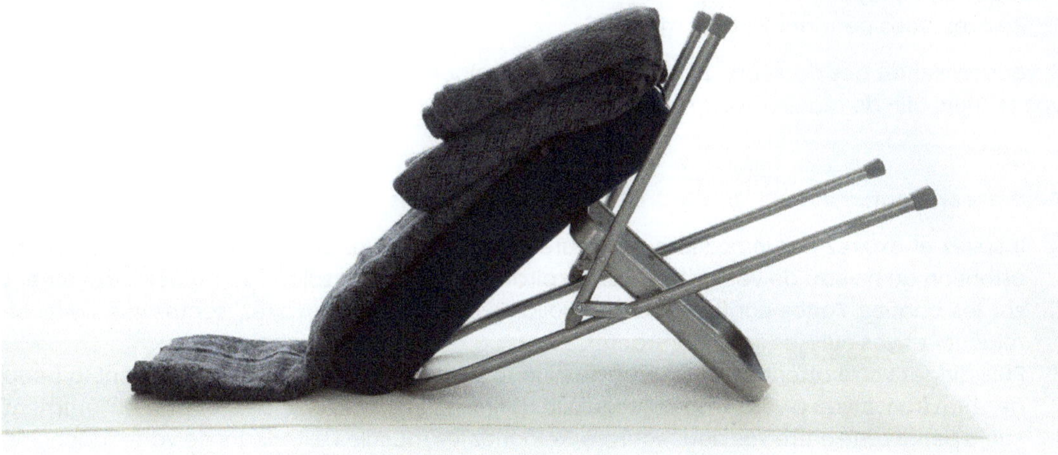

Photo 19

Installation :

- Commencez par placer sur le haut de votre tapis de yoga deux blocs l'un sur l'autre dans le sens de la longueur. Ajoutez sur le dessus une brique dans le sens de la largeur. Puis posez-y un bolster dans le sens de la longueur (photo 18). L'objectif est d'obtenir une position inclinée à 45°. Pour obtenir cet angle, vous pouvez utiliser à la place une chaise et un bolster (photo 19).

- Tapissez éventuellement le bolster et le sol d'une couverture pliée trois fois dans le sens de la largeur pour plus de confort au niveau de votre dos.
- Sur le haut du bolster, ajoutez ensuite une couverture standard (voir tableau 3) pliée à deux étages : le plus élevé pour soutenir la tête ainsi que la septième vertèbre cervicale et le plus bas pour soutenir les épaules.
- Afin de supporter vos jambes, préparez quatre blocs sur lesquels reposeront un bolster et une couverture rectangulaire à pli simple ainsi que deux briques en position verticale sur lesquelles vous ajouterez deux coussins pour les yeux pliés qui viendront supporter vos talons.
- Asseyez-vous devant le bolster, puis allongez-vous. Il est important de ne pas laisser d'espace entre votre bassin et le bolster afin de soutenir au mieux les lombaires.
- Placez vos genoux sur le bolster préparé précédemment et vos talons sur les deux briques (photo 20).
- Ajustez le support sous votre tête : enroulez les bords de la couverture le long du cou, du visage et sous les épaules pour mieux vous sentir soutenu.
- Couvrez vos jambes, posez un coussin sur vos yeux puis posez vos mains relâchées sur votre ventre et soutenez vos coudes à l'aide d'une couverture emmaillotée autour de vos bras (photo 18).
- Relaxez-vous pendant 20 à 25 minutes.

Si vous ressentez des douleurs au niveau lombaire, placez une deuxième couverture pliée sous vos fessiers afin de réduire la cambrure au niveau du bas du dos.

Pour accompagner vos élèves durant la relaxation, si vous êtes enseignant·e :

- Inspirez et expirez par le nez le plus naturellement possible. Commencez par porter votre attention au niveau de vos talons. Sur l'expiration, sentez vos talons se reposer totalement sur les briques. Faites confiance à leur solidité. Lorsque vous expirez, sentez vos tibias se relâcher et vos cuisses se décontracter.
- Puis dirigez votre attention plus haut, au niveau de votre visage. Lissez doucement la peau de votre front jusqu'à vos tempes, jusqu'à la racine de vos cheveux. Insistez particulièrement sur la petite zone entre vos deux sourcils. Relâchez les muscles extérieurs de votre mâchoire, la racine de votre langue, ainsi que vos lèvres. Prenez un moment pour ressentir la détente de tous les traits de votre visage, puis amenez-la au niveau de votre cou et de votre poitrine.
- Amenez ensuite votre conscience au niveau de votre ventre. À l'inspiration, votre ventre se détend. À l'expiration, il s'élargit.
- Concentrez votre attention au niveau du point de contact entre vos mains et votre ventre. Imaginez ce point de contact comme une passerelle entre votre conscience extérieure et votre conscience intérieure et posez-vous cette question : « Quels sont mes besoins dans cette situation qui m'a mis profondément en colère ? »

- Ressentez l'émotion liée à leur non-satisfaction. Si vous le pouvez, nommez-la : est-ce de la tristesse, de la peur, de la honte, de la douleur ou bien de la rage ? Identifiez dans quelle partie du corps vous la ressentez.
- Percevez les sensations physiques de l'émotion jusqu'à ce que vous les observiez se transformer et que vous ressentiez une forme de détente.
- Durant tout le processus, soyez doux·ce et bienveillant·e à votre égard.

Pour sortir de la posture :

Une fois le temps écoulé, reprenez conscience de votre environnement en effectuant de profondes respirations. Puis, lorsque vous vous sentez prêt·e, tournez vos genoux vers l'intérieur. Portez le bas de votre dos sur le bolster. Pliez un genou, puis l'autre, posez vos pieds sur le bolster. Tournez-vous sur le côté de votre choix. Laissez tomber à terre votre coussin pour les yeux. Et reprenez très lentement une position assise.

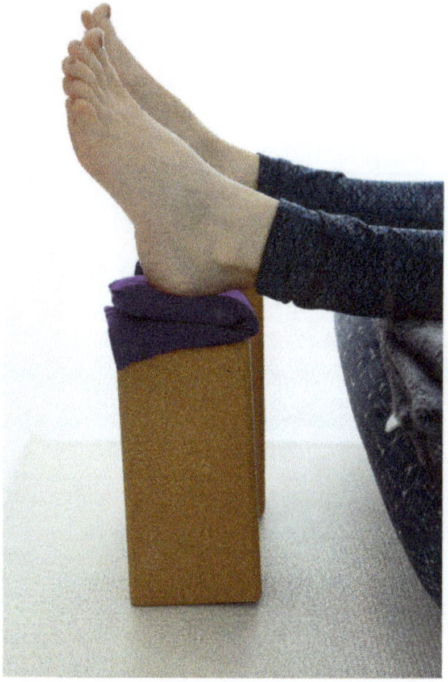

Photo 20

SAVASANA AVEC DES BRIQUES 15 À 20 MINUTES

J'en conviens, avoir à disposition douze briques n'est pas à la portée de tout le monde, mais cette variation de *Savasana* en vaut vraiment la peine car elle est particulièrement rafraîchissante en cas de grosse frustration. Surtout, la fermeté des briques sous votre corps vous donne une sensation d'enracinement rarement éprouvée. Si vous ne les avez pas à disposition, vous pouvez effectuer à la place *Salamba Savasana* (photo 9).

Contre-indication :

- grossesse de plus de trois mois (effectuez *Savasana* sur le côté, photo 49).

Accessoires nécessaires : un tapis, douze briques, une couverture et un coussin pour les yeux.

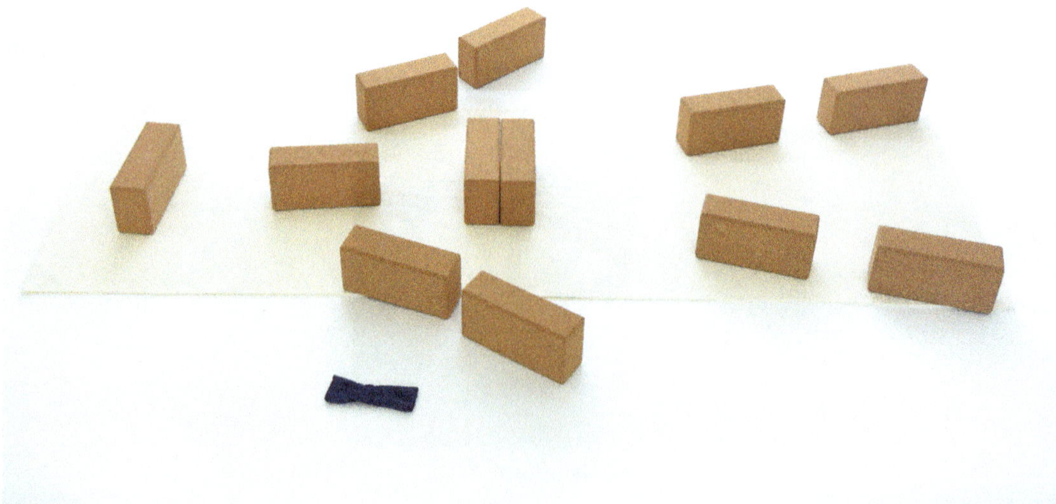

Photo 21

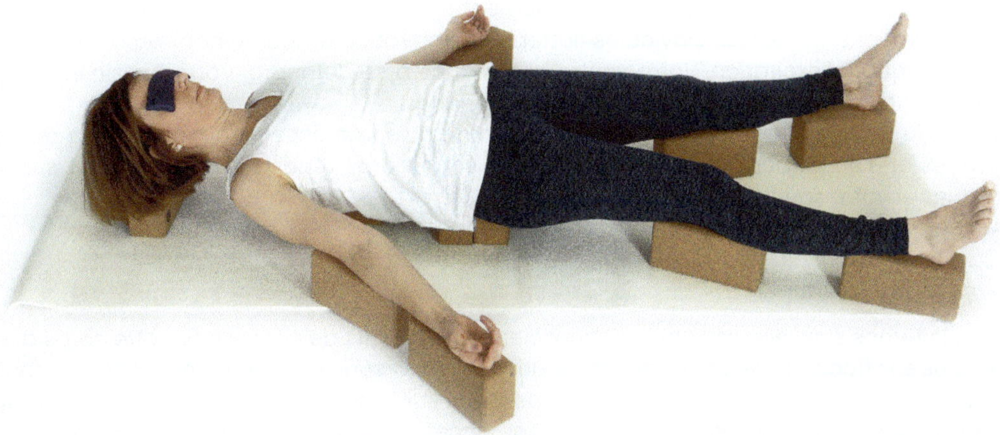

Photo 22

Installation :

- Sur le haut d'un tapis, positionnez une brique dans le sens de la largeur pour supporter votre tête, puis une autre pour soutenir la ligne médiane de votre corps dans le sens de la longueur entre les deux omoplates, deux briques dans le sens de la largeur sous votre bassin, puis deux briques dans le sens de la longueur pour chaque jambe et chaque bras (photo 21).
- Asseyez-vous sur les deux briques prévues pour supporter le bassin, puis allongez-vous lentement. Ajustez la brique sous votre colonne vertébrale, puis celle sous votre tête, qui sera positionnée au niveau de la zone occipitale.
- Ajustez les briques sous chacune de vos jambes : la première sera positionnée sous votre genou (une moitié supporte le fémur, l'autre le mollet) et la deuxième sous votre pied.
- Puis ajustez les briques sous vos bras.
- Assurez-vous que vos jambes et vos bras sont alignés symétriquement par rapport à votre tronc (photo 22).
- Couvrez-vous, fermez les yeux et posez un coussin sur les yeux.

Pour accompagner vos élèves durant la relaxation, si vous êtes enseignant·e :

- Vous pouvez fermer les yeux et ressentir qu'ils sont encore tendus. Permettez-leur de se relaxer. Imaginez que vous portez votre regard vers l'intérieur, vers votre cœur. De cette manière, la vision extérieure, la conscience qui se concentre sur les choses à l'extérieur de vous, devient vision intérieure.

- Respirez par le nez, un peu plus profondément que la normale, jusqu'à ce que chaque côte soit déployée par votre inspiration et votre expiration.
- Observez votre respiration. Suivez mentalement le cours normal de vos inspirations et de vos expirations. Sentez les clavicules flotter sur l'inspiration et tout le haut du dos se poser sur la brique à l'expiration. Votre ventre commence à se détendre. Votre bassin et tout le bas de votre dos reposent lourdement sur les briques.
- Sentez la respiration se déplacer dans le ventre, puis imaginez-la glisser le long de vos jambes et s'échapper par vos pieds. Laissez votre corps reposer complètement sur les briques et votre souffle aller et venir librement.
- Accueillez tout votre être dans l'ici et maintenant.

Pour sortir de la posture :

Lorsque le temps s'est écoulé, reprenez conscience des points de contact de votre corps avec les briques en effectuant de profondes respirations. Puis, lorsque vous vous sentez prêt·e, ouvrez les yeux, pliez un genou, puis l'autre. Posez vos pieds sur le sol. Soulevez votre bassin, enlevez les deux briques et posez vos fessiers sur le sol. Placez votre main non dominante sous votre cou. La main dominante se positionne, quant à elle, sur le sol sous votre dos. Commencez par soulever votre tête, puis appuyez fermement votre main sur le sol pour reprendre une position assise.

Avec les yeux fermés, prenez le temps de refaire un check physique en pleine conscience (page 50) et d'observer les effets de cette pratique sur votre corps, votre mental et vos émotions. Si vous en avez envie, vous pouvez également prendre le temps d'identifier les besoins profonds de la personne avec laquelle vous étiez en conflit, ainsi que ses émotions. Vous découvrirez peut-être que vos besoins étaient tout simplement identiques.

AUTRES SÉQUENCES POUR GÉRER LA COLÈRE

D'autres séquences vous permettront de gérer votre colère, n'hésitez pas à en essayer plusieurs parmi les suivantes afin de trouver celle qui vous relaxera le mieux.

Séquence 2	
Supta Baddha Konasana - 20 à 30 minutes	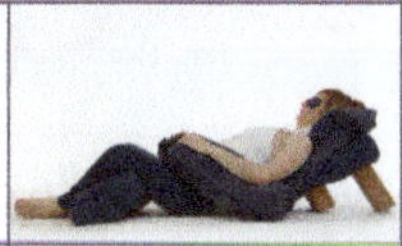
Salamba Bharadvajasana - 5 minutes de chaque côté	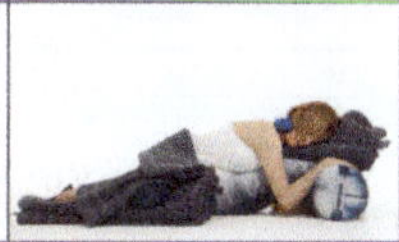
Adho Mukha Savasana - 15 à 20 minutes	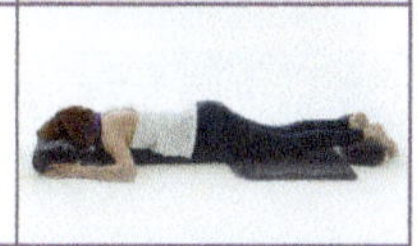
Séquence 3	
La Chaise Longue - 15 à 20 minutes	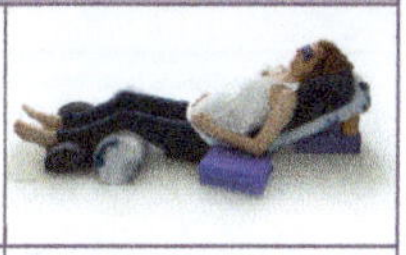
Ardha Viparita Karani - 10 à 20 minutes	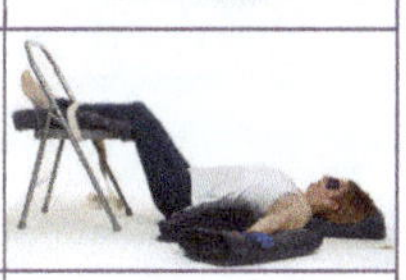
Savasana avec les jambes surélevées - 20 minutes	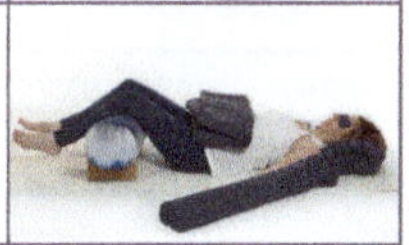

Séquence 4	
Adho Mukha Swastikasana - 3 à 5 minutes	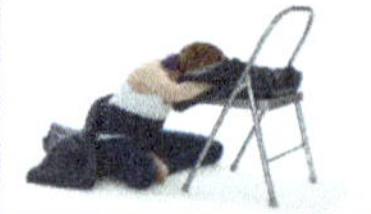
Salamba Jathara Parivartanasana - 3 à 5 minutes de chaque côté	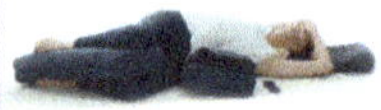
Viparita Baddha Konasana - 15 à 20 minutes	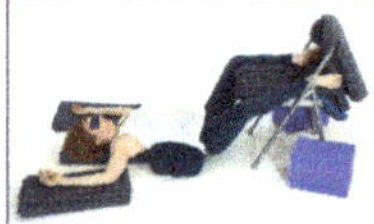
Savasana pour le *pranayama* – 20 à 25 minutes	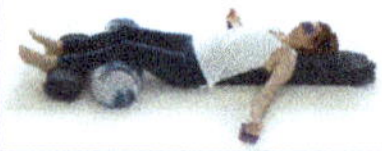
Séquence 5 (pour les élèves avancés)	
Salamba Supta Virasana - 10 minutes	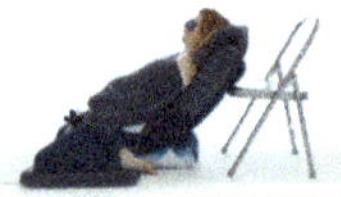
Salamba Sarvangasana - 5 à 10 minutes	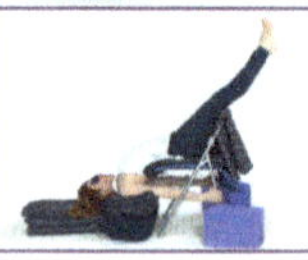
Ardha Halasana - 5 à 10 minutes	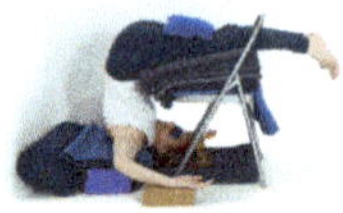
Salamba Setu Bandhasana - 10 minutes	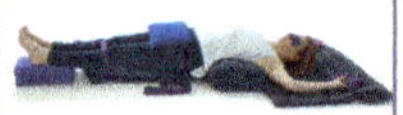
Savasana avec les chevilles surélevées et lestées - 15 à 20 minutes	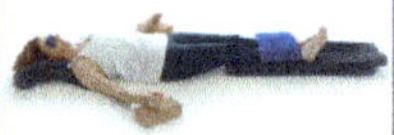

3. Les états dépressifs

Comme nous l'avons vu dans le premier chapitre, à force d'avoir été trop stimulé, notre système nerveux peut finir par s'épuiser, notre tonus vagal est alors au plus bas, l'empêchant d'exercer son pouvoir anti-inflammatoire sur l'ensemble de notre corps, mais aussi sur notre cerveau.

Aujourd'hui, environ trois cents millions de personnes souffrent de dépression dans le monde, et une personne sur cinq en France. Selon l'Organisation Mondiale de la Santé, la dépression deviendra la première cause d'invalidité en 2030, alors qu'on observe une pharmaco-résistance chez environ un tiers des personnes dépressives[27].

Lorsque nous sommes dans un état dépressif, notre organisme et notre esprit fonctionnent au ralenti. Nous avons le sentiment de ne plus être capables de réagir. Tout nous demande un effort considérable, même le simple fait de se lever. Nous avons du mal à fixer notre attention et à mémoriser les choses. Nous ressentons une tristesse inhabituelle, particulièrement intense et douloureuse. Nous éprouvons un sentiment de culpabilité ou de dévalorisation. Notre esprit est souvent focalisé sur le passé et sur ce que nous aurions pu faire différemment. Enfin, nous pouvons souffrir d'anxiété, d'insomnie et de troubles de l'appétit.

Des études récentes ont suggéré que le microbiote intestinal pouvait avoir un rôle déterminant dans la dépression. Dans la flore bactérienne de l'intestin des personnes dépressives, il y a beaucoup moins de bactéries de type coprocoque ou dialister que chez les autres, et le nombre de bactéries du genre flavonifractor est particulièrement important[28]. Autrement dit, la dépression peut se « voir » aussi dans le microbiote. Comme nous l'avons vu précédemment, notre tube digestif communique avec notre cerveau selon une relation bidirectionnelle grâce au nerf vague. Un microbiote altéré a également un impact négatif sur notre humeur[29].

La dépression n'est pas seulement un trouble biologique, c'est une maladie qui touche l'ensemble de notre réseau de communication corps-esprit et demande une prise en charge holistique. Les antidépresseurs peuvent être d'une grande aide afin d'amorcer un changement, mais il est important d'y associer d'autres approches pour soigner sur le long terme la dépression clinique. Comment le yoga restauratif peut-il s'y intégrer et comment agit-il ?

En cas de dépression, changer l'état corporel peut être particulièrement bénéfique. Pour cela, la pratique de postures qui ouvrent la cage thoracique et le haut de la colonne dorsale permet de contrecarrer les symptômes physiques, et plus particulièrement ce que Mel Robin appelle

---

27. Andrew H. Miller et Charles L. Raison, « *The role of inflammation in depression : from evolutionary imperative to modern treatment target* », *Nature reviews Immunology*, janvier 2016.
28. M. Valles-Colomer, G. Falony, Y. Darzi, E. F. Tigchelaar, J. Wang *et al.*, « *The neuroactive potential of the human gut microbiota in quality of life and depression* », *Nature Microbiology*, février 2019.
29. Études cliniques de Nobuyuki Sudo, de l'université de Kyushu (Japon), 2004.

le « réflexe tonique de flexion[30] ». Lorsque nous expérimentons une tristesse intense, le corps a tendance à se replier sur lui-même dans un acte d'autoprotection. Bo Forbes, psychologue clinicienne et yoga thérapeute, l'appelle le « syndrome du cœur fermé », une posture qui illustre l'impuissance, le désespoir et le repli sur soi d'autoprotection de la dépression[31]. Dans ce syndrome, la poitrine et la région du cœur s'effondrent, rendant la respiration lente et peu profonde. La colonne vertébrale et les épaules s'arrondissent comme pour protéger le cœur d'une nouvelle déception. À cela s'ajoutent d'autres symptômes physiologiques, comme l'augmentation de la fréquence et du débit cardiaque, le dysfonctionnement des organes internes, des douleurs lombaires, une tension abdominale, ainsi qu'une rétroversion du bassin[32]. Une étude réalisée en 2010 au Brésil a démontré que la posture et l'image corporelle jouaient un rôle dans l'expression et la communication des troubles de l'humeur. Au cours des épisodes dépressifs, les patients présentaient une plus grande flexion de la tête (par rapport à la période post-traitement), une augmentation de la cyphose thoracique, une tendance à la rétroversion du bassin à gauche et à l'abduction de l'omoplate gauche[33]. La pratique régulière du yoga restauratif aura ainsi un impact sur notre posture en modifiant les habitudes d'alignement de notre corps. Elle favorisera un mouvement diaphragmatique complet et augmentera notre capacité respiratoire.

Comme nous l'avons vu précédemment, sa pratique stimulera aussi l'activité du nerf vague et permettra de réduire les niveaux d'inflammation dans le corps et le cerveau. Elle nous permettra également de développer notre capacité à porter notre conscience à l'intérieur de nous-mêmes. Lorsque le corps est au repos et l'esprit éveillé, nous développons une réflexion interne constructive[34]. En effet, lorsque notre attention se dirige sur les sensations physiques ressenties, nous interrompons le ressassement des évènements du passé et de ceux à venir, ainsi que leur évaluation négative. Le développement de cette capacité est essentiel dans la gestion des états dépressifs[35].

---

30. Mel Robin, *A Physiological Handbook for Teachers of Yogasana*, 2002.
31. Bo Forbes, *Yoga for Emotional Balance*, 2011.
32. Mel Robin, *A Physiological Handbook for Teachers of Yogasana*, 2002.
33. J. Z. Canales, T. A. Cordás, J. T. Fiquer, A. F. Cavalcante, R. A. Moreno, « *Posture and body image in individuals with major depressive disorder : a controlled study* », *Brazilian Journal of Psychiatry*, décembre 2010.
34. M. H. Immordino-Yang, J. A. Christodoulou et V. Singh, « *Rest is not idleness : implications of the brain's default mode for human development and education* », *Perspectives on Psychological Science*, juillet 2012.
35. M. Eggart, A. Lange, M. Binser, S. Queri et B. Müller-Oerlinghausen, « *Major depressive disorder is associated with impaired interoceptive accuracy : a systematic review* », *Brain Sciences*, juin 2019.

En complément de la pratique du yoga restauratif, il sera également important de s'exposer quotidiennement à la lumière du jour, de faire du sport[36], de manger équilibré à horaires réguliers et d'avoir un bon sommeil[37]. Puisqu'ils permettent de lutter contre l'inflammation et d'équilibrer notre microbiote intestinal, ces éléments sont connus pour être efficaces dans la lutte contre les troubles de l'humeur.

Afin de prendre conscience de l'effet de cette pratique sur votre corps, votre esprit et vos émotions et de développer votre conscience de soi, vous pouvez effectuer un check physique en pleine conscience (page 50) avant d'effectuer la séquence de postures suivante.

36. V. Monda, I. Villano, A. Messina, A. Valenzano, T. Esposito *et al.*, « *Exercise modifies the gut microbiota with positive health effects* », *Oxidative Medicine and Cellular Longevity*, mars 2017.
37. V. Poroyko, A. Carreras, A. Khalyfa, A. Khalyfa, V. Leone, E. Peris, D. Gozal *et al.*, « *Chronic sleep disruption alters gut microbiota, induces systemic and adipose tissue inflammation and insulin resistance in mice* », *Scientific Reports*, octobre 2016.

SALAMBA URDHVA DHANURASANA AVEC UNE COUVERTURE 10 MINUTES

Cette posture est idéale pour commencer à ouvrir lentement la cage thoracique et rendre plus profonde notre respiration. Il s'agit également d'une très légère inversion qui porte notre cœur au-dessus de notre tête, nous offrant ainsi une nouvelle perspective sur notre vie.

Contre-indications :

- grossesse,
- pendant les règles,
- sinusite ou rhume,
- reflux gastro-œsophagien,
- spondylolyse et spondylolisthésis,
- glaucome.

Accessoires nécessaires : un tapis, quatre couvertures et trois coussins pour les yeux.

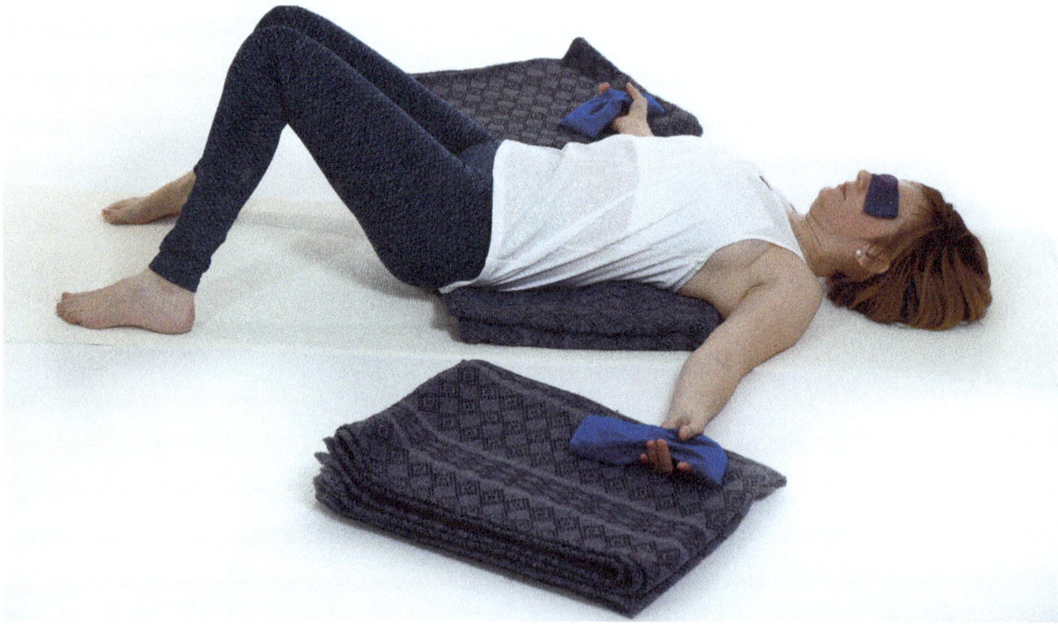

Photo 23

Installation :

- Placez au milieu d'un tapis une couverture « carrée » à pli simple (voir tableau 3). Le pli de la couverture sera positionné vers le haut du tapis. Asseyez-vous à l'avant de la couverture, et allongez-vous en amenant les épaules au sol. Les pointes inférieures de vos omoplates se situent exactement au niveau du pli de la couverture et votre bassin n'est qu'en partie soutenu par la couverture. De cette façon, vos côtes flottantes s'ouvrent sur le côté et le pubis est légèrement incliné vers le bas.
- Pour vous aider à savoir si vous êtes dans la bonne position : votre diaphragme doit être au milieu de la couverture et le bassin ainsi que la ceinture scapulaire pendent de chaque côté. Votre bassin ne doit pas se trouver entièrement sur la couverture, ni la majeure partie de votre colonne vertébrale au sol. C'est une posture dans laquelle on ne supporte pas la tête afin de ne pas perdre l'effet de l'inversion et de ne pas porter notre septième vertèbre cervicale au sol, ce qui serait source de tensions au niveau du cou.
- Pliez vos jambes, tournez vos pieds vers l'intérieur et faites reposer vos genoux l'un contre l'autre afin de relaxer au maximum le bas de votre dos.
- Reposez vos bras de chaque côté de votre corps. Vous pouvez supporter vos poignets à l'aide de deux couvertures « carrées » qui seront positionnées sous vos poignets et vos mains. Vous pouvez également poser sur chacune de vos mains un coussin pour les yeux pour vous sentir soutenu (photo 23). Couvrez-vous, fermez les yeux et posez un petit coussin sur vos yeux.
- Restez dans la posture 10 minutes.

Pour accompagner vos élèves durant la relaxation, si vous êtes enseignant·e :

- Respirez naturellement et commencez à vous relaxer. Vos tempes se détendent. Vos yeux tombent dans leurs orbites. Votre mâchoire se décroche. Votre gorge spacieuse remplit votre cou. Votre tête repose lourdement sur le sol.
- Vos épaules se relâchent et tombent au sol.
- Laissez reposer ainsi tout votre corps à terre. Sentez le relâchement de vos bras et de vos mains.
- Sentez vos genoux se rencontrer, permettez aux muscles de vos jambes d'abandonner tout effort pour vous maintenir en position.
- Dirigez ensuite votre attention au centre de votre cage thoracique, au niveau de votre cœur, et imaginez que vous inspirez à l'avant de la poitrine. L'air entre à l'avant de votre cœur et en ressort à l'arrière. Sentez la respiration se propager dans la cage thoracique et votre dos se répandre sur la couverture. Observez votre souffle libérer toutes les tensions avec lesquelles il entre en contact.
- Tandis que le sol vous soutient, laissez votre respiration prendre soin de vous.

Pour sortir de la posture :

Lorsque le temps s'est écoulé, reprenez conscience des sensations de contact avec le sol et les accessoires, tout en effectuant de profondes respirations. Glissez vers l'arrière pour amener les hanches sur le sol. Restez dans cette posture avec les jambes pliées quelques instants. Lorsque vous vous sentez prêt·e, tournez-vous sur le côté et reprenez lentement une position assise en pressant la main près de votre poitrine sur le sol et en vous aidant de l'autre.

SALAMBA SETU BANDHASANA
15 À 20 MINUTES

Cette posture, comme la précédente, permet non seulement d'ouvrir la cage thoracique, mais aussi de nous ouvrir délicatement à nos émotions. Selon Steven Wright, la dépression est une colère sans enthousiasme. Lorsque nous faisons une flexion arrière, nous libérons toutes les tensions dans l'abdomen et nous ouvrons petit à petit les portes de notre inconscient, situé principalement dans cette zone du corps. Nous ne filtrons plus nos expériences à travers notre esprit mais nous nous donnons la possibilité de vivre nos émotions. Habiter son corps est un voyage qui nécessite du temps et de la bienveillance envers soi-même. Lorsque nous le faisons, nous en tirons une immense joie, celle de nous sentir vivants.

Contre-indications :

- grossesse,
- pendant les règles,
- sinusite ou rhume,
- reflux gastro-œsophagien,
- spondylolyse et spondylolisthésis,
- douleurs chroniques ou blessures au niveau du cou,
- décollement de la rétine,
- glaucome.

Accessoires nécessaires : un tapis, deux bolsters identiques, deux couvertures, deux blocs, deux sangles, un coussin pour les yeux et un sac de sable.

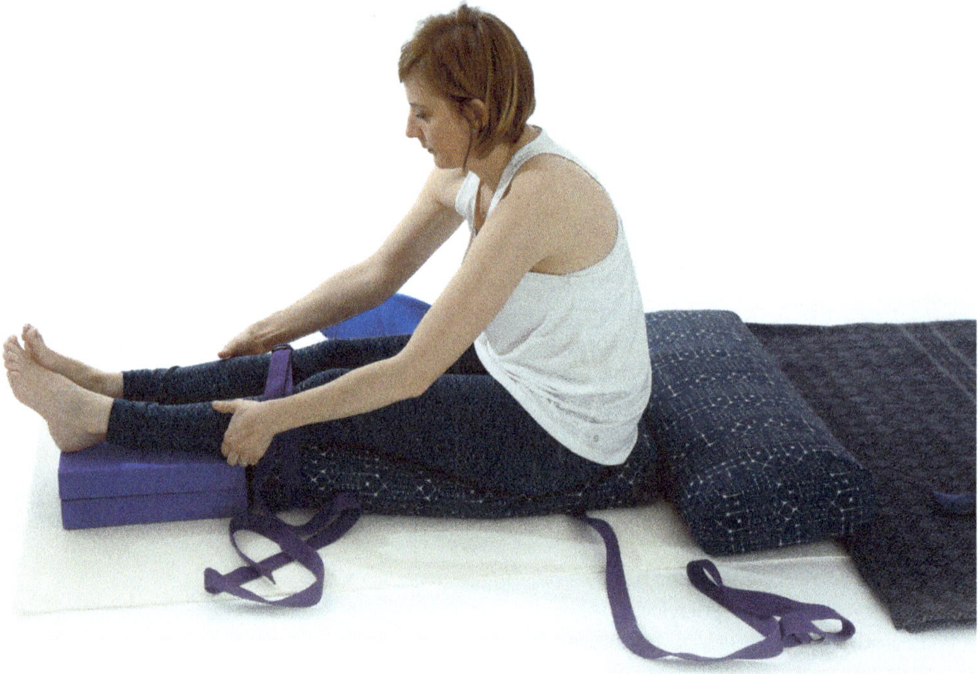

Photo 24

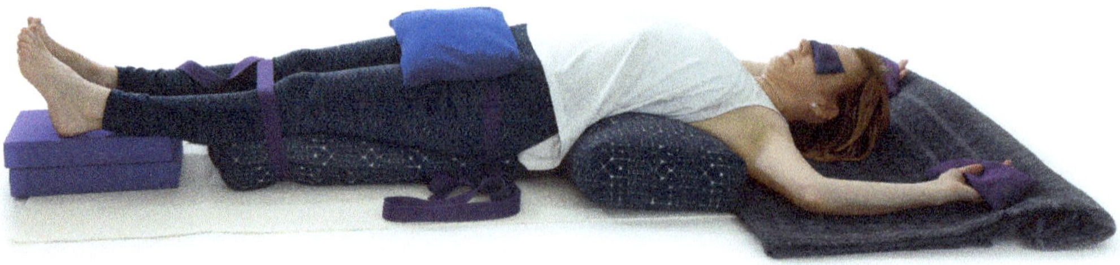

Photo 25

Installation :

- Positionnez sur le haut de votre tapis une couverture standard dépliée (voir tableau 3) dans le sens de la largeur. Juste en dessous, placez un bolster, toujours dans le sens de la largeur. Il ne doit pas y avoir d'espace entre votre couverture et votre bolster. Puis disposez perpendiculairement sous le premier bolster un second afin d'obtenir la forme de la lettre T. Ajoutez au bout de ce second bolster deux blocs pour soutenir vos talons.
- Préparez deux sangles sous le second bolster : l'une viendra se placer au niveau de vos tibias, l'autre au niveau du haut de vos cuisses.
- Allongez-vous sur les bolsters afin que l'arrière de votre tête repose sur la couverture. Vos épaules, quant à elles, ne doivent pas toucher le sol, elles l'effleurent tout juste. De cette façon, la septième vertèbre cervicale à la base de votre nuque ne touchera pas le sol. Pour vous aider à trouver la bonne position : votre diaphragme doit se situer juste au milieu du premier bolster.
- Si vous sentez que l'ouverture du thorax est trop forte pour vous, vous pouvez ajouter une couverture standard supplémentaire sous vos épaules et votre tête. Vous ne devez en aucun cas ressentir de douleur au niveau du dos. Sachez que même une faible amplitude d'ouverture est efficace. Nous sommes le plus souvent assis devant un ordinateur avec notre dos et nos épaules qui s'affaissent vers l'avant. Il est préférable de ne pas proposer brusquement une posture totalement opposée à notre corps, au risque de stimuler notre système nerveux.
- Tendez vos jambes et tournez vos tibias vers l'intérieur afin que les gros orteils se touchent l'un l'autre. Attachez étroitement la sangle au niveau de vos tibias pour les maintenir en place (photo 24).
- Attachez la deuxième sangle au niveau de chaque trochanter (la bosse osseuse qui se situe en haut de la cuisse de chaque côté de l'articulation pelvienne) afin que votre bassin puisse se relâcher totalement durant la posture. Vous pouvez ajouter sur la seconde sangle un sac de sable.
- Couvrez-vous à l'aide d'une couverture. Portez les bras au-dessus de votre tête en forme de cactus (photo 25), ou sur les côtés, comme vous préférez (photo 26). Si vous choisissez la première option, vous pouvez soulever légèrement vos mains en repliant la couverture sous elles. Vous pouvez également poser un coussin pour les yeux dans le creux de chaque main pour vous sentir soutenu. Fermez les yeux et couvrez-les à l'aide d'un petit coussin.
- Restez dans la posture 15 à 20 minutes.

Vous pouvez aussi effectuer la version avec les jambes pliées :

- Au lieu de tendre vos jambes, pliez les genoux et faites-les se reposer l'un contre l'autre pour relaxer au maximum le bas de votre dos.
- Reposez vos bras de chaque côté de votre corps. Vous pouvez supporter vos poignets à l'aide de deux couvertures « carrées » qui seront positionnées sous vos poignets et vos

mains. De la même façon que précédemment, vous pouvez poser dans le creux de chacune de vos mains un coussin pour les yeux.
- Couvrez-vous, fermez les yeux et posez un petit coussin sur vos yeux.

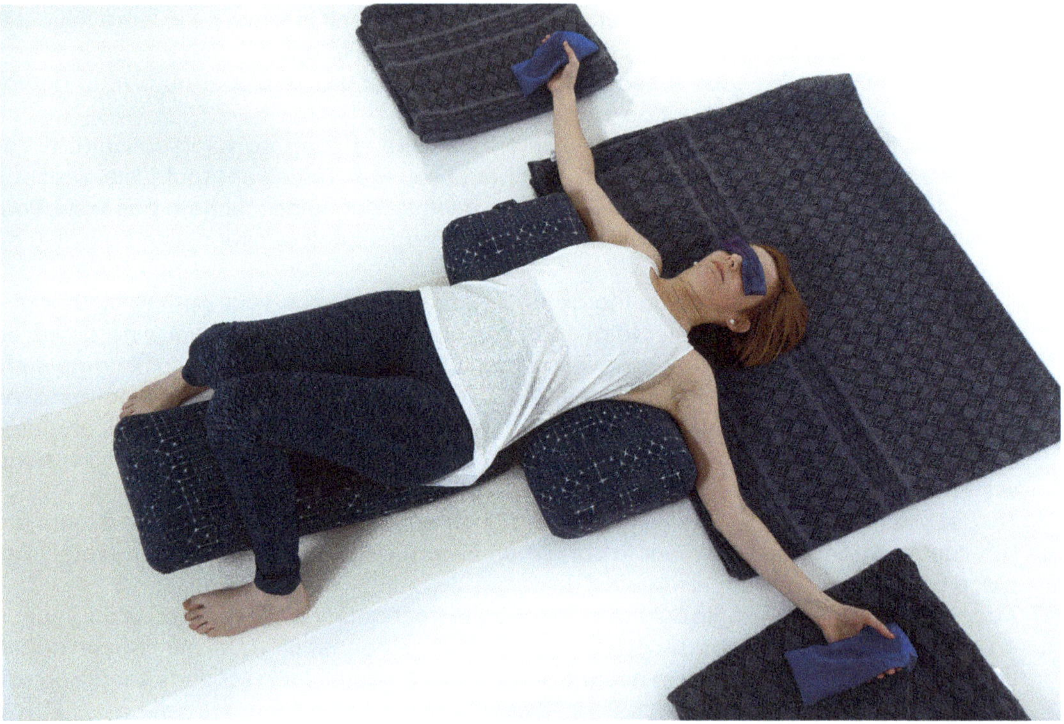

Photo 26

Pour accompagner vos élèves durant la relaxation, si vous êtes enseignant·e :

- Portez votre attention sur votre respiration et essayez d'allonger à la fois votre inspiration et votre expiration. Abandonnez-vous petit à petit sur les accessoires.
- Puis reconnaissez mentalement : « C'est un moment de souffrance et de difficultés. » Répétez plusieurs fois mentalement cette phrase jusqu'à ce qu'elle pénètre dans vos tissus.
- Puis affirmez mentalement : « Tous les êtres humains ont ces moments de souffrance. »
- Respirez régulièrement par le nez.

- Ensuite, identifiez dans quelle partie du corps vous ressentez activement cette souffrance. Par exemple, vous pourriez la ressentir au niveau de votre poitrine ou de votre ventre.
- Utilisez vos capacités de visualisation et imaginez que vous y portez votre respiration pour nourrir cet espace.

Pour sortir de la posture :

Une fois le temps écoulé, reprenez conscience de votre environnement en effectuant de profondes respirations. Puis retirez le coussin posé sur vos yeux, ouvrez-les très doucement puis retirez le coussin de sable posé sur le haut de vos cuisses. Si cela est possible pour vous, essayez de vous dégager lentement de vos sangles en glissant vers l'arrière jusqu'à ce que votre bassin soit totalement sur le sol. Pliez vos jambes et restez dans cette position pendant quelques instants. Lorsque vous vous sentez prêt·e, tournez-vous sur le côté et, sur une expiration, reprenez une position assise.

Lorsqu'il s'agit de prendre soin de nos proches, nous sommes généralement en mesure de leur offrir toute notre gentillesse, notre patience et notre amour ; mais lorsqu'il s'agit de nous, cela est beaucoup plus difficile. Le yoga restauratif offre l'opportunité à notre corps d'être complètement détendu, à notre système nerveux d'être équilibré et à notre mental d'observer plutôt que de ruminer. Il permet aussi la pratique de l'autocompassion. De nombreuses recherches démontrent l'effet positif des pratiques d'autocompassion sur le bien-être émotionnel, et plus particulièrement sur les états dépressifs. Selon Kristin Neff, psychologue et auteure du livre *S'aimer*, la compassion pour soi réduit la dépression ainsi que le niveau de cortisol dans le sang, augmente la variabilité de la fréquence cardiaque et permet la résilience émotionnelle.

SAVASANA EMMAILLOTÉ 20 À 25 MINUTES

L'emmaillotage est une pratique ancestrale qui consiste à envelopper le nouveau-né dans un tissu ou une couverture afin de le rassurer et de l'aider à s'endormir. Le tout-petit retrouve alors la sensation d'enveloppement total qu'il avait in utero et cela l'apaise et le rassure. La posture de *Savasana* emmailloté reproduit cet effet à l'aide de nombreuses couvertures et nous donne ainsi l'occasion de nous reconnecter à des sensations viscérales de protection maternelle.

Contre-indication :

- en cas de grossesse de plus de trois mois, pratiquez *Savasana* sur le côté (photo 49).

Accessoires nécessaires : un tapis, cinq couvertures et un coussin pour les yeux.

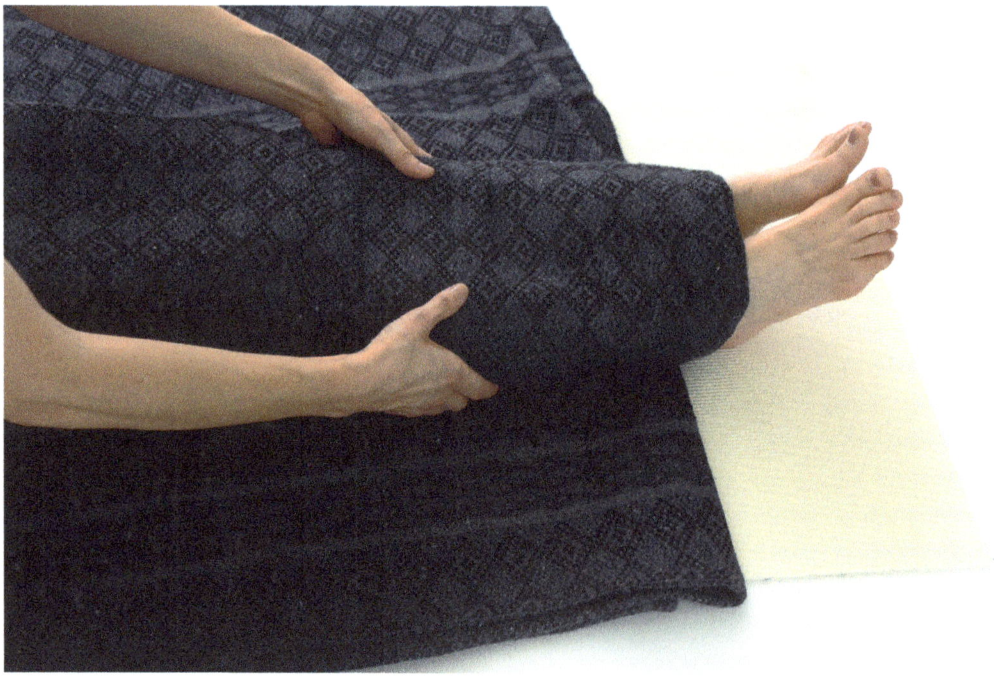

Photo 27

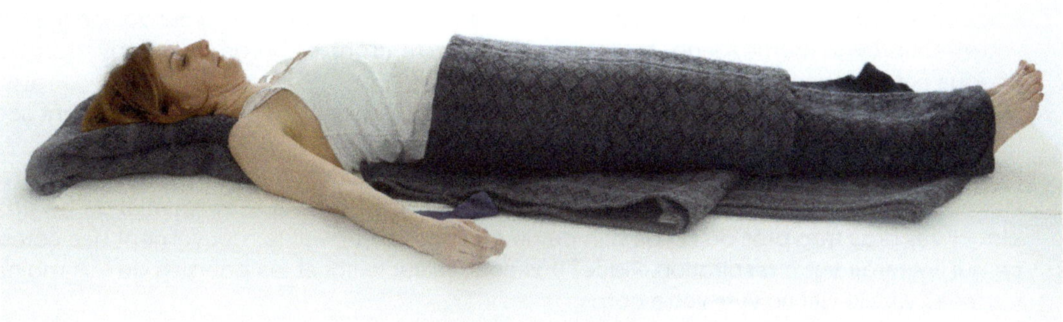

Photo 28

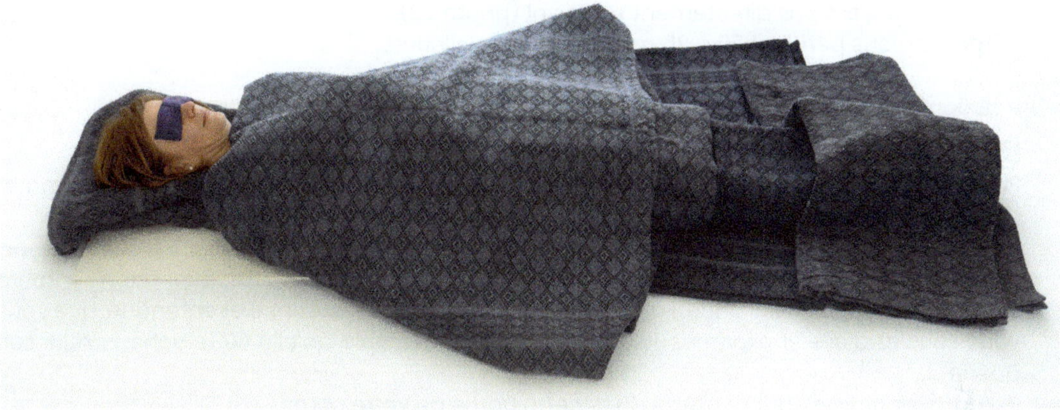

Photo 29

Installation :

- Asseyez-vous sur votre tapis avec les jambes tendues devant vous.
- Placez sur le tapis, derrière vous, une couverture standard (voir tableau 3) pliée à deux étages : le plus élevé pour soutenir la tête ainsi que la septième vertèbre cervicale et le plus bas pour soutenir les épaules.
- Positionnez sur vos jambes une couverture pliée en trois dans le sens de la longueur. Elle viendra recouvrir vos chevilles ainsi que vos genoux. Roulez chacune de vos jambes vers l'intérieur et enveloppez-les à l'aide de la couverture en rentrant fermement ses bords sous vos jambes afin qu'elles restent en position. Cette action permettra de reproduire l'alignement de la posture de la montagne, ou *Tadasana*, et aidera à relaxer les muscles du psoas et le bas du dos (photo 27).

- Couvrez vos pieds à l'aide d'une couverture standard.
- Placez une deuxième couverture pliée en trois dans le sens de la longueur sur vos genoux et votre ventre. De la même façon, enveloppez-vous en rentrant les bords de la couverture de chaque côté de votre corps (photo 28).
- Allongez-vous sur le dos et ajustez la couverture au niveau de votre tête en enroulant ses bords le long de votre cou et de votre tête.
- Placez une troisième couverture pliée en trois dans le sens de la longueur sur votre buste. Placez vos bras à un angle de 45° sur les côtés de votre corps. Il est essentiel de ne pas placer vos bras trop près du corps afin de ne pas interférer avec le mouvement des côtes, ce qui limiterait votre respiration. Placez vos coudes sur le sol et les paumes de vos mains tournées vers le ciel ou vers votre corps.
- Assurez-vous enfin qu'aucune partie de votre corps n'est découverte. Couvrez-vous les yeux à l'aide de votre petit coussin, puis enveloppez fermement chacun de vos bras afin qu'ils ne reposent pas directement sur le sol (photo 29).
- Détendez-vous pendant 20 à 25 minutes dans le silence.

Pour accompagner vos élèves durant la relaxation, si vous êtes enseignant·e :

- Effectuez plusieurs respirations profondes pour vous aider à vous relaxer.
- Puis parcourez mentalement lentement l'ensemble de votre corps, en partant du sommet de votre tête jusqu'au bout de vos orteils. Arrêtez-vous devant chaque zone de tension.
- Lorsque vous remarquez une sphère de résistance, plutôt que de « penser » à elle, accueillez-la simplement en vous visualisant la prendre dans vos bras. Votre respiration l'entoure avec douceur et bienveillance. Faites-lui savoir que vous l'avez sentie et entendue, que vous vous souciez d'elle et exprimez-lui un souhait (par exemple qu'elle se relâche, qu'elle soit guérie…).
- Remarquez alors ce qui se passe dans cette partie de votre corps.

Pour sortir de la posture :

Lorsque le temps est écoulé, prenez conscience des points de contact de votre corps sur le sol. Effectuez de profondes respirations. Sur une expiration, portez le bas du dos sur le sol, dégagez-vous délicatement des couvertures afin de pouvoir plier un genou puis l'autre. Avec les yeux toujours fermés, prenez quelques instants pour ressentir les effets de cette séquence sur votre corps, votre esprit et vos émotions. Prenez acte des éventuels changements sans jugement. Tournez-vous sur le côté et reprenez très lentement une position assise en pressant la main près de votre poitrine sur le sol et en vous aidant de l'autre.

AUTRES SÉQUENCES POUR GÉRER LES ÉTATS DÉPRESSIFS

D'autres séquences vous permettront également de gérer les états dépressifs. En cas de léthargie importante, il peut se révéler aussi efficace de rester moins longtemps dans les postures et d'en changer plus souvent. N'hésitez pas à essayer plusieurs séquences parmi les suivantes afin de trouver celle qui vous correspondra le mieux.

Séquence 2	
Supta Baddha Konasansa - 15 à 20 minutes	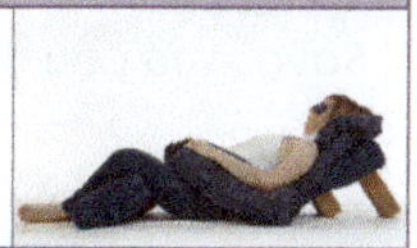
Viparita Karani - 10 à 15 minutes	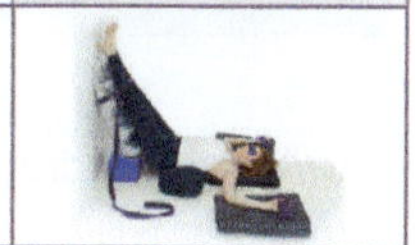
Savasana sur le côté - 20 à 25 minutes	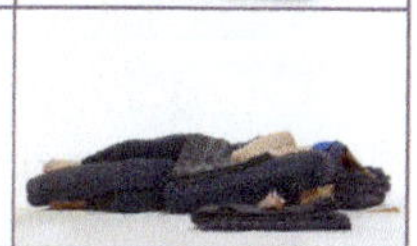
Séquence 3	
Salamba Uttanasana - 2 à 3 minutes	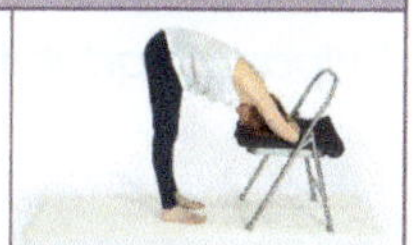
Salamba Jathara Parivartanasana - 3 à 5 minutes de chaque côté	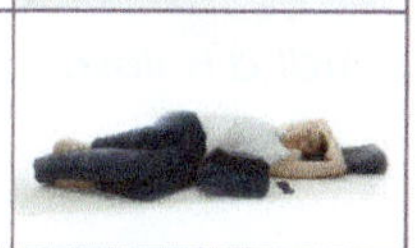
Ardha Viparita Karani - 15 à 20 minutes	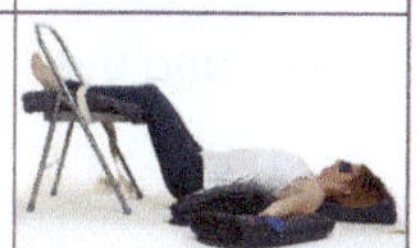
Savasana pour le *pranayama* - 20 à 25 minutes	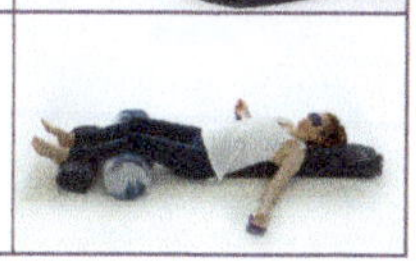

Séquence 4	
La Chaise Longue - 15 à 20 minutes	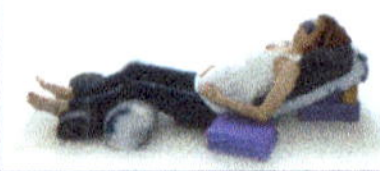
Salamba Matsyasana - 10 à 15 minutes	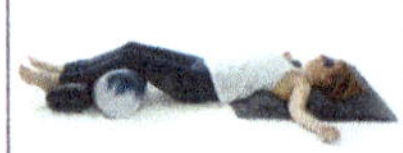
Savasana pour le *pranayama* - 20 à 25 minutes	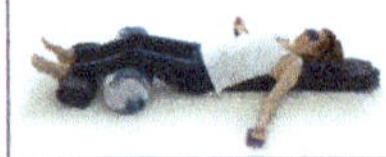
Séquence 5 (pour les élèves avancés)	
Adho Mukha Svanasana - 2 à 3 minutes	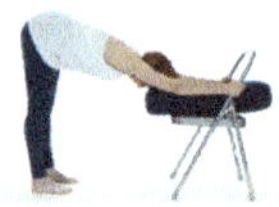
Salamba Sarvangasana - 8 à 12 minutes	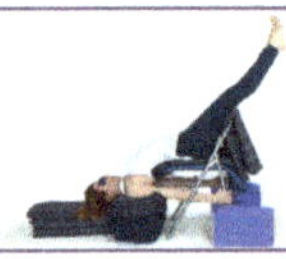
Viparita Baddha Konasana - 10 à 15 minutes	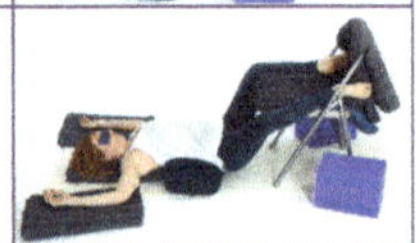
Ardha Halasana - 5 à 10 minutes	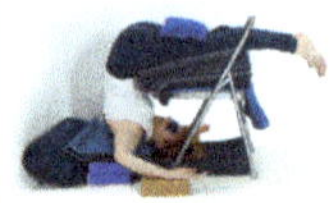
Savasana avec les jambes surélevées - 20 minutes	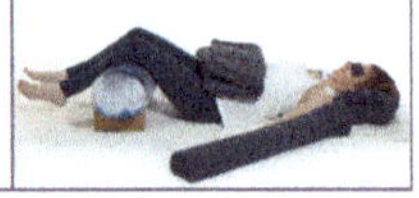

5

POUR SOUTENIR LES FEMMES TOUT AU LONG DE LEUR VIE

Un jour, j'ai été frappée d'apprendre que la dépression touche deux fois plus de femmes que d'hommes. J'ai souhaité alors comprendre les raisons de cette inégalité face à la maladie. Les travaux de Louann Brizendine, qui a fondé en 1994 la *Women's Mood and Hormone Clinic* au sein du département de psychiatrie de l'université de Californie à San Francisco, m'ont aidée dans mes recherches.

Lorsque nous entrons dans l'adolescence, notre hypophyse se réveille. La libération des cellules hypothalamiques déclenche l'action du système hypothalamique hypophyso-ovarien[38]. Notre cerveau est alors inondé de niveaux élevés d'œstrogènes et de progestérones, qui arriveront par vagues jusqu'à nos ovaires. Nous savons que, sous l'effet de ces poussées, notre cerveau connaît des variations hebdomadaires de sensibilité au stress qui vont se poursuivre jusqu'à la ménopause. Du fait de ces fluctuations, la réalité neurologique d'une femme est moins constante que celle d'un homme. Chaque état hormonal – enfance, adolescence, période de fertilité, grossesse, maternité et ménopause – vient fertiliser différentes connexions neurologiques responsables de pensées, d'émotions et d'intérêts nouveaux.

Or, comme nous l'avons vu plus haut, le yoga restauratif aide à gérer ses émotions, il sera donc bénéfique aux femmes tout au long de leur vie, d'autant plus que certaines postures permettent aussi d'équilibrer la production d'hormones durant chaque cycle afin d'en réduire les effets indésirables.

Judith Hanson Lasater, qui a été consultante en 2006 pour le National Institute of Health a bien mis en valeur l'efficacité du yoga restauratif pour le traitement des bouffées de chaleur chez les femmes ménopausées[39]. L'étude a démontré en effet une réduction significative de l'intensité (31 %) et de la fréquence (34 %) des bouffées de chaleur, même chez des femmes d'âge moyen qui n'avaient pas d'expérience préalable du yoga.

---

38. Louann Brizendine, *Les secrets du cerveau féminin*, 2006.
39. B. E. Cohen, A. M. Kanaya, J. L. Macer, H. Shen, A. A. Chang, D. Grady, « *Feasibility and acceptability of restorative yoga for treatment of hot flushes : a pilot trial* », ScienceDirect, février 2007.

Comment les postures agissent-elles sur l'équilibre hormonal ?

L'hypophyse est située à la base du cerveau et est divisée en deux parties – antérieure et postérieure. Les sécrétions de la partie antérieure de l'hypophyse stimulent la reproduction chez la femme ; la partie postérieure régule les sécrétions et nourrit les muscles lisses de l'utérus, le préparant ainsi à un bon fonctionnement. Les postures inversées sont connues pour stimuler l'hypophyse. Les flexions avant permettent, quant à elles, de fournir du sang pur aux organes pelviens[40] et de soulager les douleurs menstruelles.

Un autre moyen pour comprendre l'effet des asanas sur notre équilibre hormonal est de se référer aux textes anciens de l'Inde. Ils nous enseignent comment manipuler consciemment deux des principales énergies du corps : *prana* et *apana*. Ces deux énergies sont considérées comme extrêmement importantes pour la santé physique et mentale de la pratiquante. Il est expliqué que le *prana*, ou l'énergie masculine, se situe au-dessus du diaphragme et a tendance à se déplacer vers le haut. Cette énergie contrôle le cœur et la respiration. L'énergie *apana*, ou énergie féminine, réside sous le diaphragme et a tendance à se déplacer vers le bas. Elle contrôle les organes dans l'abdomen, le bassin, ainsi que les jambes. Pour parvenir à l'équilibre hormonal, il est nécessaire de déterminer quelle énergie nous souhaitons augmenter, puis de pratiquer les postures appropriées pour y parvenir. Par exemple, les inversions augmentent *apana* alors que les postures assises de flexion avant et les postures couchées calment *prana* et *apana*. Si vous éprouvez des difficultés à tomber enceinte ou si vous souffrez de bouffées de chaleur liées à la ménopause, vous aurez besoin d'augmenter *apana* grâce à des postures inversées comme *Viparita Karani* (photo 53) ; si vous avez vos règles ou si vous êtes enceinte, vous pratiquerez au contraire des postures calmantes comme *Salamba Balasana* (photo 31).

Avant de commencer votre pratique, n'oubliez pas de pratiquer votre check physique en pleine conscience (page 50). Sa pratique avant et après les postures vous permettra de prendre conscience de leurs effets sur votre corps, votre mental et vos émotions et vous donnera l'envie de pratiquer régulièrement.

1. Pendant les règles

Une menstruation sans troubles dépend du bon fonctionnement de l'ovaire, lequel dépend à son tour du bon fonctionnement de l'hypophyse. Un cycle régulier à l'intérieur de l'ovaire dépend également de l'hypothalamus, qui est en rapport étroit avec l'hypophyse[41]. Comme nous l'avons vu en introduction, les inversions pratiquées en dehors des périodes de règles sont particulièrement bénéfiques pour stimuler l'hypophyse.

---

40. Gita Iyengar, *Yoga : Joyau de la femme*, 1990.
41. *Ibid.*

Toutefois, pendant leurs régles, les femmes doivent adapter leur pratique afin de la rendre calmante grâce à des flexions avant et à des postures de repos. Les inversions sont déconseillées car elles interfèrent avec l'énergie des menstruations (pour rappel, une posture est considérée comme inversée lorsque l'utérus, ou la région abdominale, est plus haut que le cœur). Les postures qui élèvent les jambes au-dessus du niveau du cœur doivent également être évitées et cela trouve une explication aussi bien du point de vue occidental que du point de vue oriental.

Du point de vue occidental, lorsque le corps est inversé, la gravité provoque le blocage partiel des vaisseaux qui alimentent l'utérus en sang en raison du poids de l'utérus qui tombe en direction de la tête. Cela peut entraîner une diminution, voire une interruption du flux menstruel pendant une courte période, de deux à plusieurs heures, puis le retour du flux qui devient très abondant et douloureux. Du point de vue oriental, les positions inversées stimulent l'énergie *apana* et la bloquent au niveau du bassin avec le même résultat[42].

Autre élément à prendre en compte durant les menstruations : de nombreuses femmes en âge de procréer (environ 1 sur 10) souffrent d'endométriose. Ce chiffre prend en compte les femmes pour lesquelles le diagnostic a été posé, mais il est probable que beaucoup plus de femmes soient touchées. Les symptômes les plus courants sont des règles douloureuses (dysménorrhée), des douleurs pendant les rapports sexuels, des douleurs pelviennes et lombaires fréquentes, ainsi qu'une défécation douloureuse. Ces douleurs, qui ne passent pas avec du paracétamol, sont souvent invalidantes et nécessitent de recourir à des antalgiques puissants, et même morphiniques.

Les causes de l'endométriose sont multifactorielles. Mais un phénomène joue un rôle important dans sa survenue : il s'agit de la « menstruation rétrograde ». Pendant les règles, la majorité du sang s'écoule habituellement de la cavité utérine vers le vagin et s'évacue vers l'extérieur. Toutefois, chez la plupart des femmes (et d'autant plus chez celles qui souffrent d'endométriose), une partie du sang menstruel s'écoule aussi dans la cavité abdominale en remontant par les trompes. Ce sang transporte avec lui des fragments d'endomètre, voire des cellules pluripotentes capables de générer de nouveaux foyers d'endométriose, notamment en cas de faiblesse du système immunitaire. Pendant les règles, ces derniers saignent. Mais contrairement au sang menstruel, celui-ci ne peut pas s'écouler vers l'extérieur ; il s'accumule alors dans la cavité abdominale, provoquant des lésions tissulaires et de l'inflammation dans les tissus avoisinants.

Il est donc essentiel, pendant les règles, de pratiquer des postures qui aident le flux des menstruations à se déplacer vers le bas et l'extérieur. Nous sommes des êtres cycliques. Nier ce que nous sommes est contraire au principe de compréhension de nous-mêmes recherché par le yoga. La période menstruelle ne devrait pas être redoutée, mais au contraire accueillie comme un moment d'introversion, une parenthèse pour prendre soin de soi.

42. Judith Hanson Lasater, *Relax and Renew*, 1994.

Cette séquence a donc été conçue pour harmoniser *apana*, l'énergie féminine, dans l'abdomen, tout en soulageant les douleurs menstruelles qui touchent environ 40 % des femmes. Elle est également recommandée les quelques jours qui précèdent les règles en cas de syndrome prémenstruel, après une fausse couche ou juste après un accouchement. Elle vous aidera également en cas de fibrome et d'endométriose.

SUPTA BADDHA KONASANA
20 À 25 MINUTES

Cette posture est idéale pour démarrer une séquence de yoga restauratif car elle permet de relaxer l'utérus. Surtout, sa pratique nous confère un sentiment d'équanimité et de profond bien-être particulièrement opportun lorsque nous sommes aux prises avec des sautes d'humeur ou des crampes abdominales.

À mesure que vous la pratiquerez, vous constaterez à quel point cette asana est précieuse pour la femme tout au long de sa vie : non seulement pendant les règles, mais également pour stimuler la fertilité, puis pour relaxer l'utérus durant la grossesse et les premiers stades de l'accouchement, dans la période post-partum pour aider la jeune maman à récupérer de la fatigue, et enfin au moment de la ménopause afin d'en réduire les symptômes.

Accessoires nécessaires : un tapis, deux à trois briques, deux bolsters, cinq couvertures et un coussin pour les yeux.

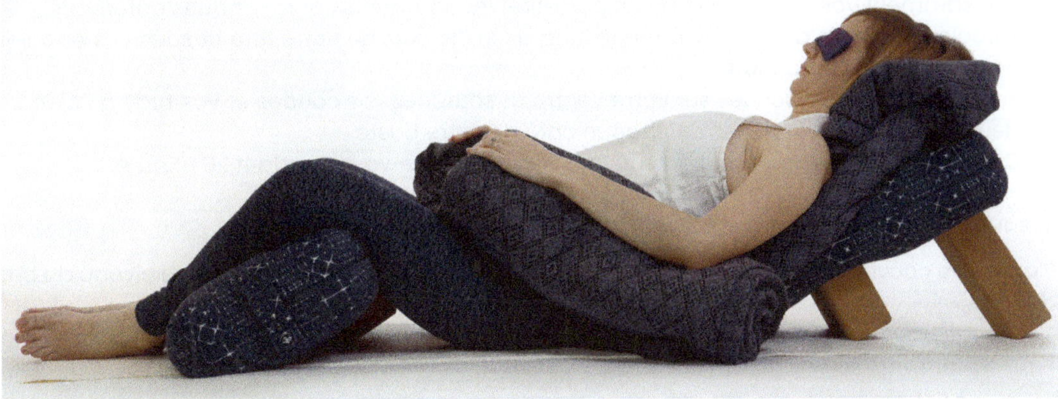

Photo 30

Installation :

- Commencez par placer sur votre tapis de yoga un bolster dans le sens de la longueur sur deux briques légèrement inclinées vers l'avant : la brique située en haut du bolster en position verticale, celle située au milieu du bolster en position horizontale. L'objectif est toujours d'obtenir une position inclinée à 45°, comme dans les postures étudiées précédemment. Dans la posture de la Chaise Longue (photo 5), nous avions utilisé un bolster, deux blocs et une brique ; dans la posture de *Salamba Bharadvajasana* (photo 11), nous avions utilisé deux bolsters ; et dans *Salamba Navasana* (photo 48), nous pouvions aussi utiliser une chaise renversée sur le sol sur laquelle reposait un bolster. Choisissez, parmi ces différentes installations proposées, celle qui est la plus adaptée à vos besoins et à vos accessoires.

- Tapissez ensuite le bolster et le sol d'une couverture pliée trois fois dans le sens de la largeur pour plus de confort au niveau de votre dos.
- Sur le haut du bolster, ajoutez une couverture standard (voir tableau 3) pliée à deux étages : le plus élevé pour soutenir la tête ainsi que la septième vertèbre cervicale et le plus bas pour soutenir les épaules.
- Asseyez-vous devant le bolster avec les jambes tendues devant vous. Allongez-vous sur le bolster. Il est important de ne pas laisser d'espace entre votre bassin et le bolster afin de soutenir au mieux les lombaires.
- Pliez vos genoux, joignez vos plantes de pieds, avec vos genoux sur les côtés de votre tapis dans la position du papillon. Insérez un deuxième bolster sous vos genoux. Seulement dans le cas où vous disposez d'un bolster rectangulaire comme sur la photo 30, insérez sous celui-ci une brique. Vos genoux viendront se positionner sur l'arête du bolster. Gardez à l'esprit que l'intérieur des cuisses doit être détendu et non pas étiré. Il est important de soutenir suffisamment vos cuisses afin de ne pas étirer les ligaments sacro-iliaques antérieurs.
- Enroulez les bords de la couverture le long de votre cou, de votre tête et sous vos épaules pour vous sentir soutenu·e.
- Posez vos mains relâchées sur votre ventre et soutenez vos coudes et vos bras à l'aide de deux couvertures enroulées de chaque côté de votre buste.
- Couvrez-vous, posez un coussin sur vos yeux et relaxez-vous pendant 20 minutes.

Si vous ressentez des douleurs au niveau lombaire :

Placez une couverture « carrée » sous vos fessiers afin de réduire la cambrure au niveau du bas du dos.

Pour accompagner vos élèves durant la relaxation, si vous êtes enseignant·e :

- Sentez vos mains sur votre ventre qui reçoivent votre souffle. Prenez un instant pour vous assurer que vous êtes dans la position la plus confortable possible. Si besoin, ajustez-la.
- Respirez naturellement par le nez et dirigez votre regard sur les zones de votre corps qui entrent en contact avec les accessoires. Commencez par l'arrière de votre tête et ressentez le plaisir d'être caressé·e par la couverture : derrière les oreilles, sur les côtés de votre cou, au niveau de vos épaules. Puis sentez tout l'arrière de vos poumons et de votre cœur supporté par le bolster.

- Portez ensuite votre attention au niveau de vos lombaires et ressentez le soutien du bolster qui suit parfaitement la courbe de votre dos.
- Observez comment vos fessiers reposent sur le sol. Permettez à vos jambes de se relâcher totalement sur le bolster. Vos pieds sont blottis l'un contre l'autre et sont soutenus par le sol. Laissez votre corps s'abandonner totalement sur les accessoires afin de permettre à votre respiration d'être encore plus libre.
- Portez maintenant votre conscience au niveau de votre respiration. Suivez mentalement le chemin de votre respiration à l'inspiration et à l'expiration : l'air qui entre par vos narines, sa descente dans vos poumons qui se dilatent, puis l'air qui remonte, s'échappant de vos poumons et retrouvant le chemin de vos narines, avant de ressortir. Respirez naturellement et restez concentré·e sur les sensations physiques de votre respiration. Continuez de suivre simplement le va-et-vient régulier de votre souffle, ce doux bercement qui vous apaise peu à peu.

Pour sortir de la posture :

Lorsque votre relaxation est terminée, reprenez petit à petit conscience de l'environnement qui vous entoure en effectuant de profondes respirations. Puis, sur une expiration, ramenez au centre un genou, puis l'autre, tournez-vous sur le côté, en restant toujours sur le bolster. Laissez tomber au sol votre coussin pour les yeux. Et seulement lorsque vous vous sentez prêt·e, reprenez une position assise.

SALAMBA BALASANA 3 À 5 MINUTES DE CHAQUE CÔTÉ

Cette posture est idéale pendant les règles car la pression exercée sur l'utérus soulage les douleurs menstruelles. Elle nous reconnecte par ailleurs à la sensation profonde d'être soutenue, ce qui nous permet de nous abandonner totalement sur les supports.

Contre-indications :

- hernie discale,
- problèmes aux genoux.

Accessoires nécessaires : un tapis, deux bolsters, une chaise (ou l'assise d'un canapé) pour y poser le second bolster, cinq couvertures et un coussin pour les yeux.

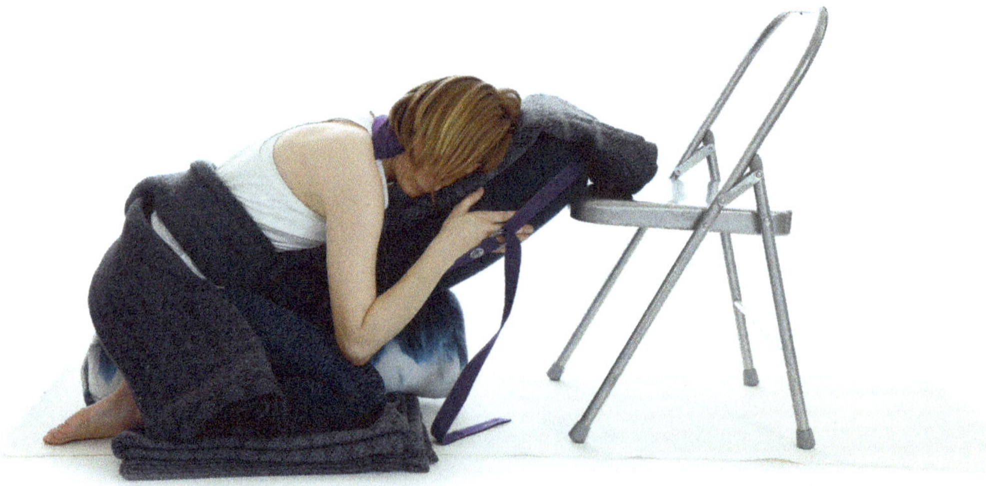

Photo 31

Installation :

- Commencez par placer deux couvertures standard (voir tableau 3) dans le sens de la largeur sur le tapis qui viendront tapisser le dessous de vos tibias une fois que vous serez en position. Le pli le plus fin des couvertures viendra se positionner sous chacun de vos cous-de-pied afin de réduire l'éventuelle raideur que vous pourriez ressentir dans les pieds et les chevilles.
- Positionnez sur les couvertures un bolster dans le sens de la largeur. Vous vous assiérez sur le bolster afin de soulever votre bassin et d'éviter de ressentir des tensions dans les genoux et dans les jambes.
- Préparez un second bolster et entourez-le d'une sangle très serrée.
- Asseyez-vous à califourchon sur le premier bolster en posant les tibias sur la couverture et en laissant dépasser les pieds du bord des couvertures.
- Positionnez la pointe du second bolster contre votre pubis. La pointe opposée sera placée sur l'assise d'une chaise ou d'un canapé. Si votre deuxième bolster n'est pas suffisamment rigide, vous pouvez ajouter plusieurs briques sous celui-ci afin d'augmenter le soutien sous votre buste et éviter qu'il ne plonge sous votre poids. L'objectif, ici encore, est d'obtenir une position inclinée à 45°.
- Tapissez le deuxième bolster d'une couverture rectangulaire à pli simple pour plus de confort.
- Avant de vous allonger sur le bolster du dessus, placez entre vos côtes flottantes et les articulations de vos hanches une couverture pliée à trois reprises dans le sens de la largeur. Celle-ci viendra serrer étroitement votre bassin, telle une ceinture de kimono dont le nœud sera positionné dans votre dos. La pression de la couverture exercée sur votre utérus permettra de réduire les douleurs menstruelles.
- Dans la mesure du possible, assurez-vous que votre cou n'est ni en flexion ni en extension, mais dans une position neutre. Vous pouvez placer un coussin pour les yeux à l'arrière de votre cou pour l'aider à se détendre.
- Couvrez-vous.
- Insérez vos mains de chaque côté entre la sangle et le bolster. Vos avant-bras doivent être parallèles au second bolster et vos épaules relâchées.
- Relaxez-vous 3 à 5 minutes, puis tournez votre tête de l'autre côté afin de maintenir la symétrie de la posture. Relaxez-vous de nouveau 3 à 5 minutes.

Si vous n'avez pas de problèmes au niveau des genoux, vous pouvez également choisir l'option plus rapide, sans chaise. Dans ce cas, vous aurez besoin d'un bolster, de trois briques, de trois couvertures, d'une sangle, d'un foulard et d'un coussin pour les yeux.

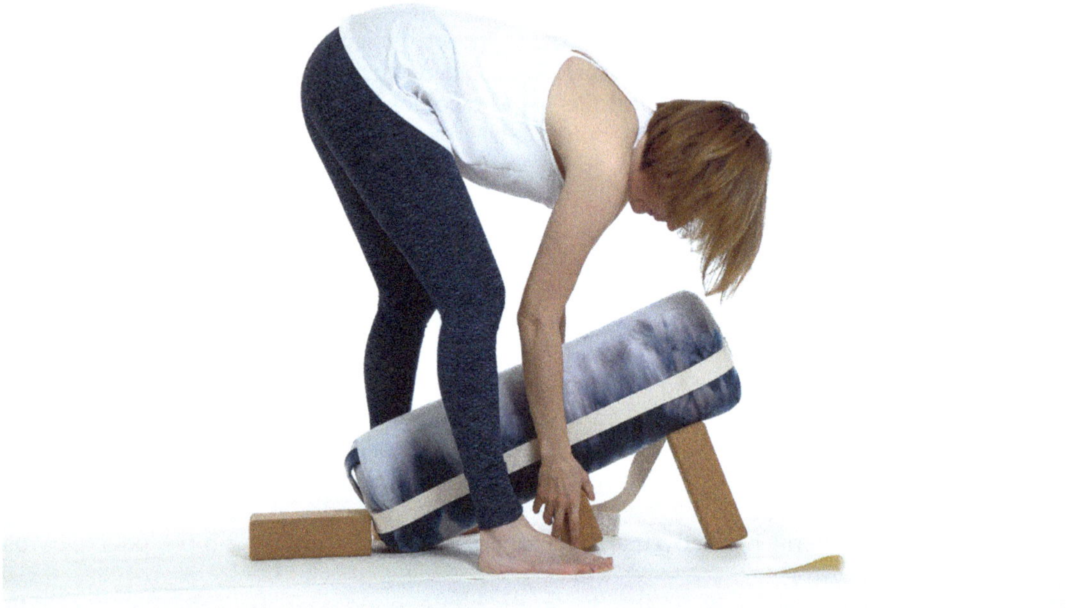

Photo 32

Installation :

- Préparez un bolster et entourez-le d'une sangle très serrée. Placez-le sur un tapis de yoga dans le sens de la longueur sur deux briques légèrement inclinées vers l'avant : la brique située en haut du bolster en position verticale, celle située au milieu du bolster en position horizontale afin d'obtenir une position inclinée à 45°.
- Ajoutez le long du bolster une couverture rectangulaire à pli simple ainsi qu'une brique sur laquelle vous vous assiérez.
- Asseyez-vous sur les genoux. Si besoin, ajoutez une couverture sous vos tibias et laissez dépasser les pieds du bord de la couverture (photo 33).
- Avant de vous incliner sur le bolster, placez entre vos côtes flottantes et les articulations de vos hanches une couverture pliée à trois reprises dans le sens de la largeur. Celle-ci viendra serrer étroitement votre bassin, telle une ceinture de kimono dont le nœud sera positionné dans votre dos.
- Pour couvrir vos yeux, vous pouvez utiliser un foulard que vous insérerez sous votre visage et qui viendra recouvrir vos yeux. Placez un coussin pour les yeux à l'arrière de votre cou pour l'aider à se détendre.
- Couvrez-vous.

- Insérez vos mains de chaque côté entre la sangle et le bolster. Vos avant-bras doivent être parallèles au second bolster et les épaules relâchées.
- Pour conserver la symétrie de la posture, n'oubliez pas de tourner votre tête de l'autre côté au bout de 3 à 5 minutes.

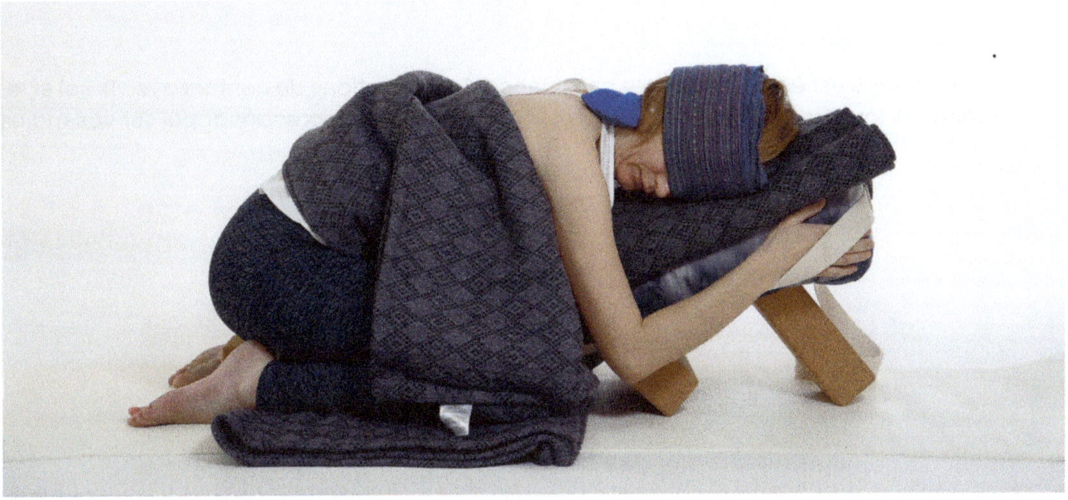

Photo 33

Pour accompagner vos élèves durant la relaxation, si vous êtes enseignant·e :

- Baissez légèrement votre menton en direction de votre poitrine et respirez naturellement par le nez. Puis portez votre attention au niveau de votre ventre et de votre bassin. Utilisez vos capacités de visualisation et imaginez que vous y amenez votre respiration. Lorsque vous inspirez, l'air entre par le dos, à l'arrière de votre nombril. Votre abdomen et votre bassin tout entiers se remplissent d'air. Et lorsque vous expirez, l'air sort par l'avant, au niveau de votre nombril. À chaque inspiration, vous détendez tout le bassin, le ventre et le bas du dos, et à chaque expiration, vous sentez votre bassin et votre ventre atterrir complètement sur les supports.
- Relâchez toutes les tensions en remontant le long de la colonne vertébrale, puis imaginez que vous respirez entre vos omoplates. Lorsque vous inspirez vous sentez l'air entrer dans l'espace qui sépare vos deux omoplates, et lorsque vous expirez vous sentez l'air sortir par votre cœur.
- Permettez à toute votre colonne vertébrale de se relâcher sur le bolster comme si vous l'étreigniez. À mesure que vous vous abandonnez totalement, détendez complètement vos fessiers, l'arrière de vos jambes et la plante de vos pieds. Relâchez tout effort de chaque

côté de votre taille et le long de vos jambes jusqu'à vos chevilles, puis à l'intérieur de l'aine et du bassin, et à l'intérieur de vos jambes jusqu'aux cous-de-pied.

- À mesure que vous laissez le sol vous porter, vous permettez à votre respiration de se répandre dans votre corps. Observez votre colonne vertébrale être bercée par les vagues de votre souffle. Permettez-lui de vous alléger de toutes les tensions.

Pour sortir de la posture :

Lorsque le temps s'est écoulé, reprenez conscience des sensations de contact avec le sol et les accessoires et, lorsque vous vous sentez prêt·e, asseyez-vous en prenant appui sur vos mains.

SAVASANA AVEC LES CHEVILLES SURÉLEVÉES ET LESTÉES 20 À 25 MINUTES

Cette version de *Savasana* est particulièrement efficace pour réduire les douleurs abdominales et lombaires qui accompagnent souvent les règles.

Contre-indication :

- grossesse de plus de trois mois, pratiquez *Savasana* sur le côté (photo 49).

Accessoires nécessaires : un tapis, quatre couvertures, un sac de sable, deux briques et un coussin pour les yeux.

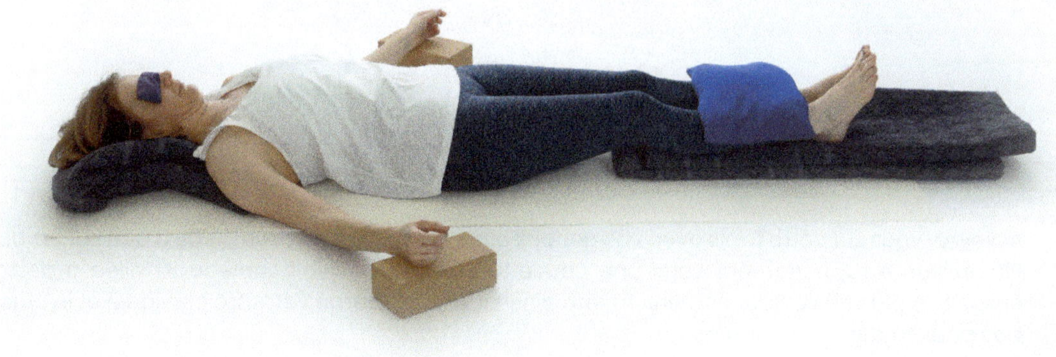

Photo 34

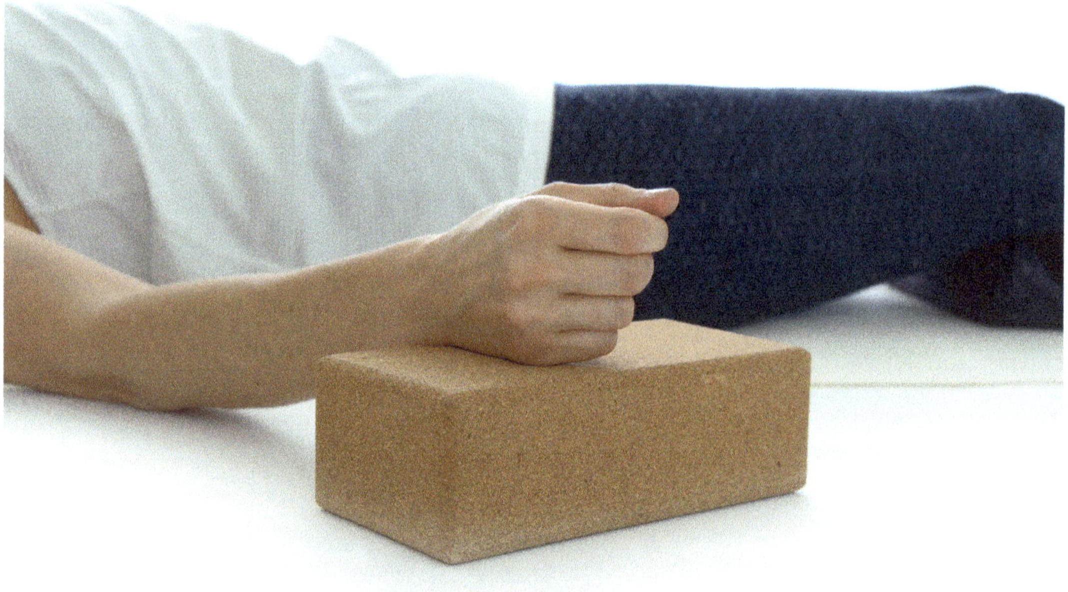

Photo 35

Installation :

- Asseyez-vous sur votre tapis avec vos genoux pliés devant vous et vos pieds à plat sur le sol.
- Placez sur le tapis derrière vous une couverture standard (voir tableau 3) pliée à deux étages : le plus élevé pour soutenir la tête ainsi que la septième vertèbre cervicale et le plus bas pour soutenir les épaules.
- Posez sur le sol devant vous deux couvertures rectangulaires à pli simple sur lesquelles viendront reposer vos tibias et vos pieds. Vos genoux sont supportés par le bord de la couverture. Vos jambes ne doivent pas être surélevées de plus de 15 cm par rapport au sol.
- Posez sur vos chevilles un sac de sable de 5 kg (photo 34).
- Couvrez vos jambes avec une couverture.
- Allongez-vous sur le dos et ajustez la couverture sous votre tête en enroulant les bords de celle-ci le long de votre cou et de votre tête.
- Couvrez-vous totalement et posez un petit coussin sur vos yeux.
- Placez vos bras à un angle de 45° par rapport à votre buste. Vous pouvez poser le bord de chacune de vos mains sur une brique. Les articulations de l'épaule seront ainsi dans une position neutre particulièrement relaxante (photo 35).
- Relaxez-vous de 20 à 25 minutes dans le silence.

Pour accompagner vos élèves durant la relaxation, si vous êtes enseignant·e :

- Prenez quelques instants pour vous assurer que vous êtes dans une position confortable. Si besoin, ajustez-la. Prenez de longues respirations, en inspirant et expirant par le nez. Le fait de respirer par le nez permet de rendre l'expiration plus longue que l'inspiration, ce qui permet de calmer le système nerveux.
- Laissez votre corps atterrir sur le sol. Accueillez votre souffle. À chaque inspiration, visualisez la douceur afin de permettre à votre ventre de recevoir votre respiration. À chaque expiration, visualisez votre abdomen qui abandonne toute résistance : inspirez la douceur et expirez la résistance. À chaque inspiration, imaginez que votre souffle soigne votre ventre. À chaque expiration, laissez votre respiration dissoudre toute solidité.
- Permettez à vos pensées, vos émotions et aux sensations de monter et descendre dans un ventre spacieux. Notre abdomen est notre centre émotionnel : lorsque nous l'adoucissons, une variété de sentiments, de pensées, d'images et de souvenirs peut venir s'agiter en nous. Accueillez ce tourbillon. Si vous êtes absorbé·e par une pensée ou une émotion, reconnaissez-la simplement avec compassion.

Pour sortir de la posture :

Une fois le temps écoulé, placez vos mains sur votre ventre. Sentez votre souffle rencontrer vos mains. À votre rythme, tournez vos genoux vers l'intérieur. Portez le bas du dos sur le sol, dégagez délicatement vos chevilles du sac de sable afin de pouvoir plier un genou, puis l'autre.

Avec les yeux toujours fermés, prenez quelques instants pour ressentir les effets de cette séquence sur votre corps, votre esprit et vos émotions. Prenez acte des éventuels changements sans jugement. Clôturez votre pratique en définissant votre intention de rester connecté·e à votre souffle et à votre ventre pendant que vous reprenez lentement une position assise.

AUTRES SÉQUENCES À PRATIQUER PENDANT LES RÈGLES

Vous trouverez ci-dessous d'autres séquences à pratiquer pendant vos règles particulièrement bénéfiques en cas de dysménorrhée :

Séquence 2	
Ardha Svanasana - 1 à 2 minutes	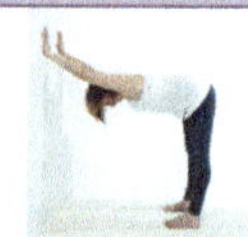
Salamba Supta Virasana - 20 minutes	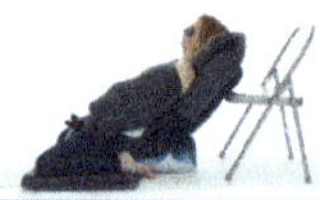
Salamba Janu Sirsasana - 3 à 5 minutes de chaque côté	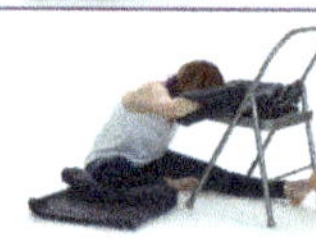
Savasana emmailloté - 20 à 25 minutes	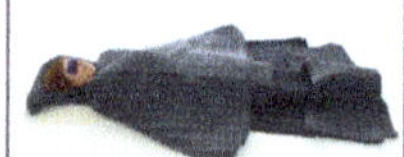
Séquence 3	
La Chaise Longue - 15 minutes	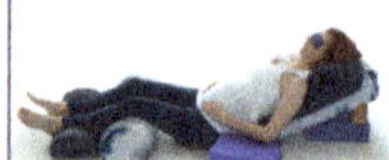
Salamba Supta Virasana - 10 à 15 minutes	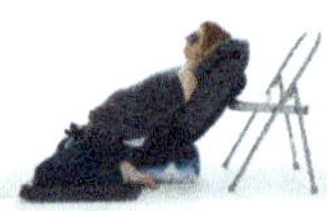
Salamba Bharadvajasana - 3 à 5 minutes de chaque côté	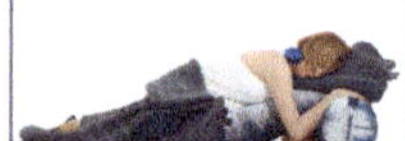

Salamba Upavistha Konasana - 2 à 5 minutes	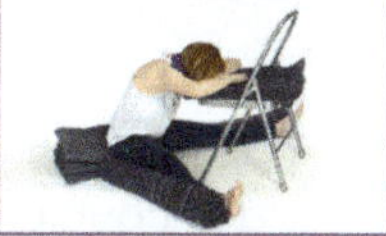
Adho Mukha Savasana - 12 à 15 minutes	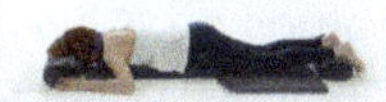
Séquence 4	
Supta Baddha Konasana - 15 à 20 minutes	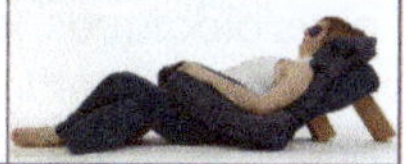
Adho Mukha Swastikasana - 5 minutes	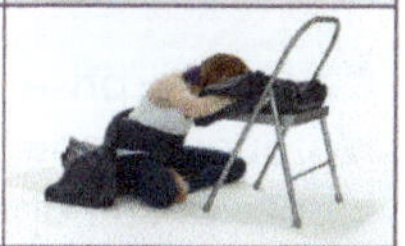
Salamba Savasana - 20 minutes	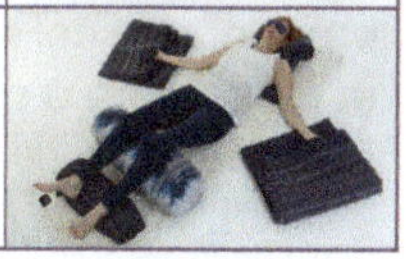

2. Stimuler la fertilité

Le phénomène d'infertilité, selon les différentes estimations disponibles, concerne environ 15 % des couples. Les causes d'infertilité, tant féminine que masculine, sont nombreuses et de natures différentes. La littérature médicale souligne le rôle important du stress. En 2014, une étude de l'Ohio State University - Centre médical Wexner, coordonnée par Courtney Denning-Johnson Lynch, a en effet démontré que le stress pouvait entraver la conception et aller jusqu'à doubler le risque d'infertilité.

Lorsque nous restons dans des postures de yoga restauratif pendant une vingtaine de minutes, le système nerveux parasympathique devient principalement dominant et les processus physiologiques les plus énergivores fonctionnent au ralenti. L'énergie économisée peut être allouée à la fertilité. Ce n'est pas tant le type de positions effectuées qui importe, même si elles ont un effet, que le lâcher-prise induit par cette pratique.

Ce lâcher-prise est essentiel lorsqu'on lutte contre l'infertilité et que l'on découvre que l'on n'a aucun contrôle sur la situation. L'unique solution pour éviter de souffrir est d'apprendre à lâcher prise : apprendre à être présent·e dans l'ici et maintenant ; apprendre à accueillir nos émotions et celles de notre conjoint, notamment la peur de ne pas réussir à devenir parents ; et apprendre à prendre soin de soi. Le yoga restauratif est un formidable outil pour nous aider dans ces épreuves, tout en préparant le corps de la femme à la grossesse.

Par ailleurs, certaines postures peuvent nous aider à réguler la sécrétion d'hormones ainsi que le cycle menstruel. En effet, quand ce dernier n'est pas régulier, cela peut avoir des conséquences sur la fertilité. On parle de cycle irrégulier lorsque la fréquence des règles est trop faible (oligoménorrhée) ou trop élevée (polyménorrhée), lorsque de petites pertes de sang apparaissent avant le flux ou entre les règles (spotting), lorsque le flux est trop abondant ou les cycles trop longs (ménorragie), ou lorsque les règles disparaissent pendant plus de trois mois (aménorrhée).

Un cycle irrégulier peut avoir différentes causes, telles que des changements importants de poids, un stress prolongé, ou des pathologies comme des fibromes utérins, le syndrome des ovaires polykystiques ou une hypothyroïdie. Lorsque le cycle est irrégulier, le corps se sent déséquilibré et particulièrement vulnérable. Une insuffisance dans les sécrétions internes de la glande thyroïde peut par ailleurs entraîner une fausse couche.

Les séquences suivantes ont été conçues pour stimuler l'hypophyse et l'énergie féminine grâce à la pratique d'inversions et de flexions arrière. Elles sont particulièrement efficaces en cas d'infertilité, de cycles irréguliers, d'hypothyroïdie et de douleurs liées à l'endométriose. Elles permettent aussi de réduire le stress et de développer une attitude de non-attachement.

SALAMBA SARVANGASANA SUR UNE CHAISE 5 À 10 MINUTES

Sarvangasana est parmi les asanas les plus bénéfiques grâce à son action sur l'ensemble de l'organisme : les organes abdominaux, le cœur, les poumons, la thyroïde et le système nerveux. Cette posture est particulièrement efficace en cas de troubles menstruels.

Elle est considérée comme la mère des asanas. « Comme une mère lutte toute sa vie pour assurer le bonheur de ses enfants, la mère des asanas s'efforce d'établir la paix et la santé du corps », selon Gita Iyengar, dans son livre *Yoga : Joyau de la femme*. Son action sur le système nerveux permet de développer la patience et l'équilibre émotionnel.

Grâce à la position du menton, les glandes thyroïde et parathyroïde seraient abondamment fournies en sang, ce qui les rendrait plus efficaces pour maintenir l'équilibre entre le corps et le cerveau. Cette position du menton permettrait aussi d'exercer une pression locale sur les barorécepteurs dans les sinus carotidiens, ce qui conduirait à la diminution de la fréquence cardiaque et de la tension artérielle afin de retrouver l'homéostasie. C'est en cela que cette posture est particulièrement efficace pour calmer le système nerveux, le mental, ainsi que les maux de tête.

Elle est particulièrement bénéfique en cas de difficultés respiratoires, d'asthme, de bronchites et de maux de gorge.

Cette posture stimule également la digestion et l'élimination, nettoie le corps de ses toxines et stimule la circulation sanguine. C'est un remède idéal en cas de fatigue chronique.

Vous pratiquerez les trois premières postures de cette séquence (*Salamba Sarvangasana*, *Salamba Urdhva Dhanurasana* et *Viparita Baddha Konasana*) à la suite sans sortir de la position. Ne les pratiquez pas si elles ne vous ont pas été enseignées au préalable par un enseignant qualifié. Si vous êtes débutant·e, pratiquez plutôt *Supta Baddha Konasana* (photo 30), *Viparita Baddha Konasana* (photo 39) et *Adho Mukha Savasana* (photo 45).

Contre-indications :

- grossesse,
- pendant les règles,
- indigestion,
- hernie discale,
- coup du lapin,
- nerf pincé,

- douleurs chroniques ou blessures au niveau du cou,
- sinusite ou rhume,
- reflux gastro-œsophagien,
- spondylolyse et spondylolisthésis,
- décollement de la rétine,
- glaucome.

Accessoires nécessaires : un tapis de yoga, une chaise, un bolster, sept à huit couvertures, des briques ou des blocs pour soutenir vos pieds dans la posture de *Salamba Urdhva Dhanurasana*, un coussin pour les yeux.

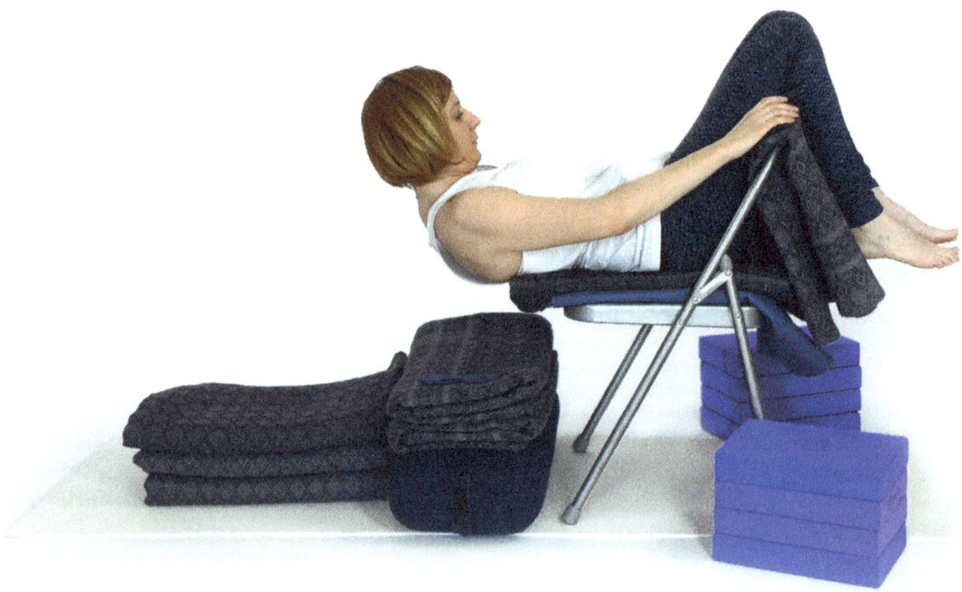

Photo 36

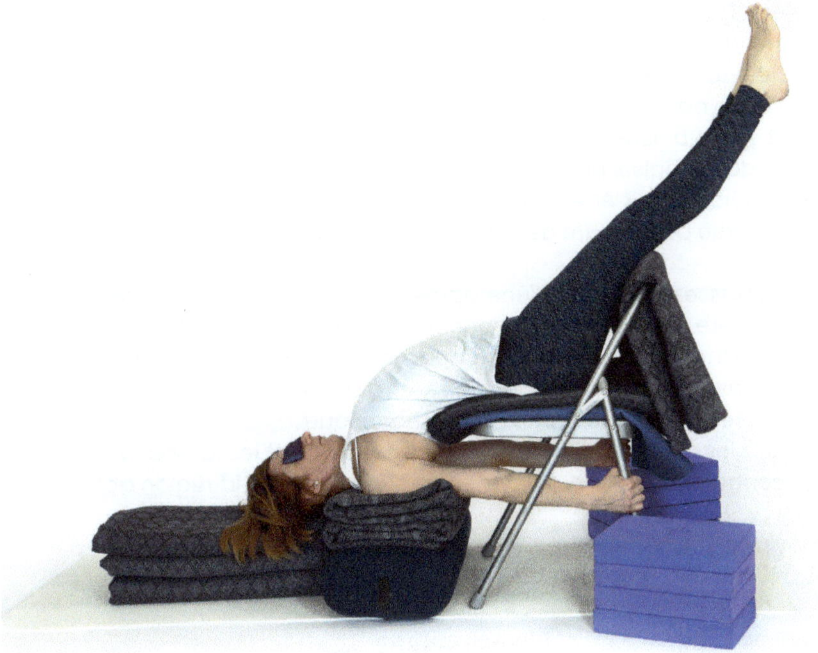

Photo 37

Installation :

- Placez une chaise sur un tapis de yoga à environ 45 cm d'un mur où vous pourrez reposer vos pieds (non visible sur les photos). Placez une couverture standard (voir tableau 3) sur le dossier, et une couverture « carrée » sur le siège, en la laissant dépasser du bord avant. Placez un bolster devant la chaise, sur lequel vous ajouterez éventuellement une ou deux couvertures rectangulaires à double pli.
- De chaque côté de la chaise, posez sur le sol des blocs ou des briques afin d'y reposer vos pieds lorsque vous serez dans la posture de *Salamba Urdhva Dhanurasana*.
- Devant le bolster et perpendiculairement à celui-ci, placez deux à trois couvertures rectangulaires à double pli pour supporter votre tête. Ajustez le nombre de couvertures afin que votre tête soit inclinée à un angle de 45°, avec votre menton légèrement relevé et tout votre poids sur le dessus de vos épaules. Il faudra peut-être quelques essais avant de trouver la bonne combinaison de bolsters et couvertures sous vos épaules et votre tête.
- Asseyez-vous sur la chaise à califourchon, face au dossier. Tenez la chaise des deux mains. Passez les jambes, l'une après l'autre, sur le dossier de la chaise, en les gardant pliées, puis rapprochez-vous le plus possible du dossier (photo 36).

- Penchez-vous en arrière. Tout en tenant les côtés de la chaise, déplacez-vous de quelques centimètres vers le bord avant. Abaissez le dos avec précaution, en incurvant la taille sur le bord du siège, jusqu'à ce que la tête atteigne le bolster. Ne contractez pas le cou.
- Continuez à glisser vers le bas, jusqu'à ce que la tête touche les couvertures sur le sol, que les épaules soient sur le bolster. Le sacrum repose sur le siège. Posez les pieds sur le dossier. Tenez les côtés de la chaise. Ne les lâchez pas. Ajustez votre position si nécessaire : la septième vertèbre cervicale doit être soutenue par le bolster et votre nuque détendue. Lorsque vous palpez la partie postérieure de votre cou, vous ne devez pas sentir le ligament nucal ressortir.
- Sans déplacer le tronc, passez les mains, l'une après l'autre, entre les pieds de la chaise, jusqu'à tenir les pieds arrière. Si vous n'arrivez pas à les atteindre, vous pouvez vous aider d'une sangle. En maintenant fermement la prise des mains, roulez les épaules l'une après l'autre afin de reposer davantage sur les clavicules que sur le haut du dos et rentrez la partie postérieure des côtes tout en ouvrant la cage thoracique.
- Tendez les jambes, posez les pieds contre le mur et étirez le tronc et les jambes vers le haut. Pressez votre coccyx contre le siège afin d'ouvrir et de stimuler toute la région abdominale (photo 37).
- Couvrez-vous au moyen d'une couverture et posez un coussin sur vos yeux.
- Gardez la posture 5 à 10 minutes, ou davantage, en respirant naturellement par le nez.

Si vous ressentez des tensions dans la tête et / ou la gorge :

Ne restez pas dans la posture. Cela peut se produire si le cou et les épaules n'ont pas un appui suffisant. Détendez-vous, réajustez la position du bolster et des couvertures, puis remettez-vous en position comme il convient. Si cela persiste, passez directement à la posture de *Viparita Baddha Konasana.*

Pour accompagner vos élèves durant la relaxation, si vous êtes enseignant·e :

- Prenez conscience de votre corps dans la posture, ressentez les points de contact avec les accessoires. Votre corps se relâche au fur et à mesure sur les supports.
- Votre respiration est normale et régulière. Sentez votre tête et votre cou parfaitement détendus, qui s'enfoncent de plus en plus profondément dans le bolster et les couvertures.
- Les muscles de votre visage se relaxent petit à petit.
- Sentez désormais un courant chaud et doux descendre du sommet de vos pieds et parcourir tout votre corps, du bout de vos orteils jusqu'à la couronne de votre tête. Ce courant est comme une mer chaude et réconfortante qui pénètre chaque partie de votre corps pour les régénérer.
- Votre respiration est comme une vague qui va et vient, et à chaque expiration vous vous détendez davantage.

SALAMBA URDHVA DHANURASANA AVEC UNE CHAISE 5 MINUTES

C'est une posture particulièrement bénéfique pour les femmes car elle étire les organes pelviens tout en douceur et ouvre la partie antérieure du corps pour stimuler l'énergie *apana*. Elle calme également le mental et détend le système nerveux.

Contre-indications : identiques à celles de *Salamba Sarvangasana*.

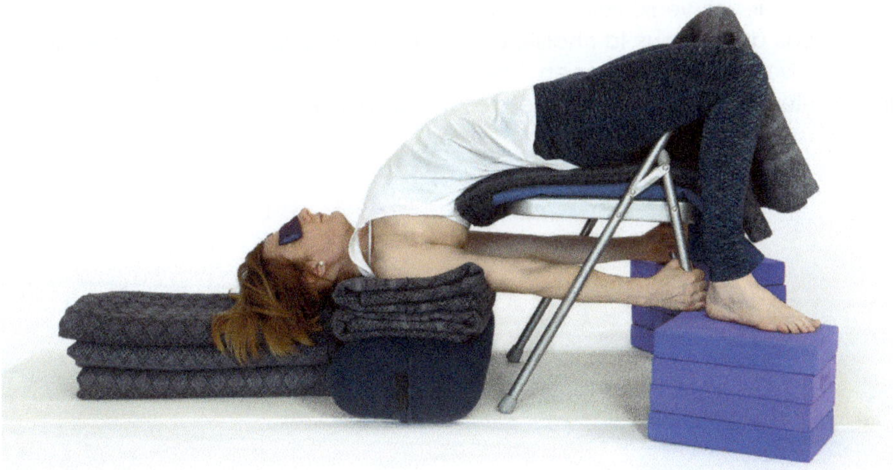

Photo 38

Installation :

- Toujours dans la position de *Salamba Sarvangasana*, portez les jambes, l'une après l'autre, sur le dossier de la chaise, en les gardant pliées. Puis passez-les de chaque côté de la chaise. Appuyez vos pieds contre les blocs posés sur le sol. Vos pieds sont naturellement tournés vers l'extérieur.
- Étirez la zone qui part du diaphragme et va jusqu'à vos pieds (photo 38).
- Restez dans la posture quelques minutes.

Pour accompagner vos élèves durant la relaxation, si vous êtes enseignant·e :

- La détente amorcée dans la posture précédente poursuit son chemin. Elle caresse à présent votre ventre. Elle l'entoure d'une respiration profonde et régulière. À chaque inspiration relaxez tout votre bassin, et à chaque expiration sentez-le s'abandonner sur la chaise.
- Votre ventre est parfaitement détendu et souple. Il se gonfle et se dégonfle à chaque respiration comme le va-et-vient de la mer. Tous vos organes abdominaux sont revitalisés dans cette position bienfaisante.
- La détente effleure votre dos. Sentez chaque vertèbre commencer à se relâcher et accueillez ce bien-être en vous.

Pour passer à la posture suivante :

Retirez le coussin posé sur vos yeux. Posez les jambes, l'une après l'autre, sur le dossier de la chaise. Sortez les bras de dessous la chaise, tenez l'assise et descendez avec précaution. Laissez glisser progressivement votre corps en direction des couvertures derrière vous, amenez les hanches sur le bolster, repoussez la chaise et posez vos tibias sur l'assise.

VIPARITA BADDHA KONASANA 5 À 10 MINUTES

Cette asana délicieuse nous permet de bénéficier des effets thérapeutiques sur les organes reproducteurs des postures de *Baddha Konasana* et d'*Ardha Viparita Karani*. Elle aide à ouvrir les hanches et à augmenter le flux sanguin vers les ovaires et l'utérus. La circulation sanguine est en effet essentielle pour apporter des hormones aux organes afin d'améliorer leur fonction.

Contre-indications :

- grossesse,
- pendant les règles,
- sinusite ou rhume,
- reflux gastro-œsophagien,
- spondylolyse et spondylolisthésis,
- décollement de la rétine,
- glaucome,
- hernie hiatale.

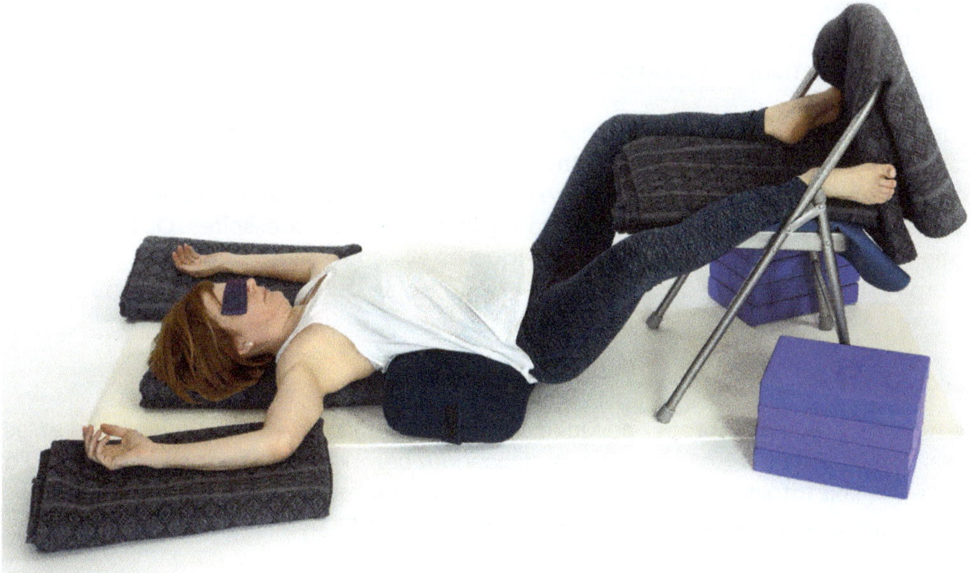

Photo 39

Installation :

- À partir de la posture précédente, retirez les couvertures posées sur le bolster et au sol pour n'en conserver qu'une seule sous votre buste. Utilisez les couvertures restantes pour supporter vos avant-bras.
- Votre bassin ainsi que vos côtes flottantes doivent être soutenus par le bolster ; vos épaules et votre tête doivent reposer sur la couverture.
- Choisissez pour vos bras la position que vous préférez. Vous pouvez porter vos bras au-dessus de votre tête (photo 39) afin de relaxer les trapèzes et les deltoïdes, ou bien positionner vos bras sur les côtés comme dans la posture d'*Ardha Viparita Karani* (photo 12).
- Accrochez vos pieds de chaque côté des montants du dossier avec les genoux qui pendent. Si votre chaise ne le permet pas, joignez vos plantes de pieds et laissez vos genoux pendre de chaque côté dans la position de *Baddha Konasana* (vos jambes ont la forme du papillon). Vous pouvez éventuellement ajouter du poids sur vos pieds afin de les maintenir en position.
- Couvrez-vous et positionnez un petit coussin sur vos yeux. Restez 5 à 10 minutes ou plus dans cette posture.

Pour accompagner vos élèves durant la relaxation, si vous êtes enseignant·e :

- Laissez atterrir votre bassin et vos lombaires sur le bolster. Si vous avez quelques tensions, laissez-les s'envoler.
- Vos jambes se relaxent petit à petit. Vos cuisses sont lourdes et parfaitement détendues. Vos genoux pendent de chaque côté de la chaise. Prenez conscience de vos chevilles maintenues par les montants de la chaise, relâchez au fur et à mesure tout effort pour vous maintenir en position.
- Vos bras, vos mains et votre tête s'enfoncent avec chaleur et douceur dans les couvertures.
- La détente passe sur votre poitrine, votre thorax et votre diaphragme. Imaginez-vous inspirer à l'avant de votre cœur et expirer à l'arrière de vos poumons. Sentez le souffle se propager dans votre cage thoracique et votre dos se répandre sur les accessoires. Observez votre respiration libérer toutes les tensions avec lesquelles elle entre en contact.
- Votre corps est comme une vague chaude et revitalisante qui ondule et se régénère totalement.

Pour sortir de la posture :

Lorsque le temps est écoulé, reprenez conscience des sensations de contact avec le sol et les accessoires. Ouvrez les yeux et, à votre rythme, descendez complètement des supports jusqu'à ce que votre dos soit totalement à plat sur le sol. Restez plusieurs minutes ainsi, les jambes pliées. Puis lorsque vous vous sentez prêt·e, reprenez une position assise.

ARDHA HALASANA
5 À 10 MINUTES

Cette posture est particulièrement bénéfique pour réguler le cycle menstruel et modérer le flux des règles. Elle relaxe également les muscles du dos, chasse la fatigue, calme le système nerveux et améliore la circulation sanguine au niveau de la poitrine. Cette position est aussi indiquée pour soulager les maux de tête, les bouffées de chaleur et favoriser un bon fonctionnement des reins.

La pratique de cette asana développe les qualités psychologiques de confiance en soi et de volonté, ainsi que la stabilité mentale.

Contre-indications :

- grossesse,
- pendant les règles,
- durant la digestion,
- douleurs chroniques ou blessures au niveau du cou,
- sinusite ou rhume,
- reflux gastro-œsophagien,
- spondylolyse et spondylolisthésis,
- décollement de la rétine,
- glaucome.

Accessoires nécessaires : deux tapis de yoga, un bolster, quatre blocs, deux briques, huit à neuf couvertures, un coussin pour les yeux.

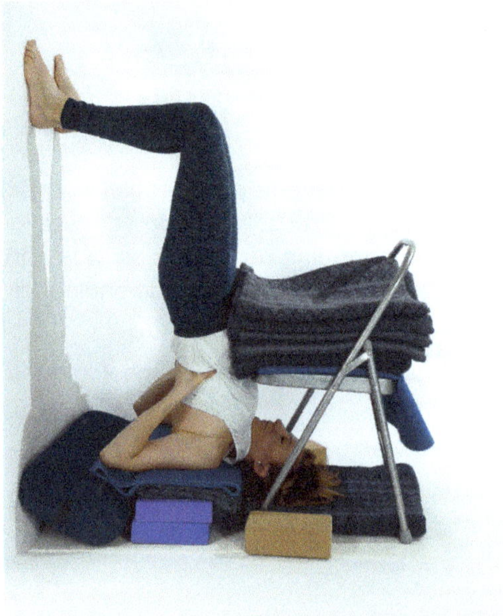

Photo 40

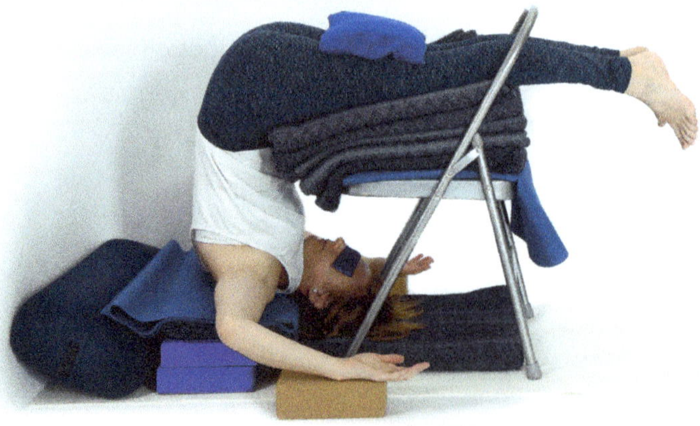

Photo 41

Installation :

- Sur un tapis de yoga positionné perpendiculairement au mur, placez un bolster de la même façon à quelques centimètres du mur. Devant lui, placez deux blocs sur le sol. Ajoutez-en deux autres posés exactement les uns sur les autres. Puis placez une couverture rectangulaire à double pli (voir tableau 3) ainsi qu'un tapis de yoga antidérapant plié en deux sur le dessus. Assurez-vous que les accessoires sont posés exactement les uns sur les autres, car lorsque vous vous mettrez en position ils auront tendance à glisser.
- Placez une chaise au-dessus de l'endroit où se trouvera votre tête et posez sur son siège plusieurs couvertures « carrées » afin qu'elles atteignent le haut de vos cuisses lorsque vous serez en position. Ajoutez une couverture « carrée » sous la chaise afin de supporter votre tête.
- Afin d'entrer facilement dans la posture, asseyez-vous sur les talons d'un côté du bolster, en faisant face au centre de la pièce, votre dos aligné avec le bord arrière du bolster. Si le bolster est sur votre droite, penchez-vous en avant, amenez votre poitrine vers vos cuisses et glissez votre bras droit sous votre poitrine. Inspirez et, en expirant, roulez sur le dos et placez votre tête sous la chaise et votre cou et vos épaules sur les blocs. Votre septième vertèbre cervicale doit être soutenue par les blocs et les couvertures. Portez simultanément vos jambes contre le mur, votre bassin est soutenu par le bolster.
- Tournez les paumes des mains l'une vers l'autre, entrelacez-les et appuyez les coudes sur le bolster. Pliez les jambes, appuyez les pieds contre le mur et, en expirant, soulevez le bassin jusqu'à ce qu'il soit au-dessus des épaules, perpendiculaire au sol. Pliez les coudes et soutenez le dos avec les mains. En maintenant fermement la prise des mains, roulez les épaules l'une après l'autre afin de reposer davantage sur les clavicules que sur le haut du dos.
- Déplacez les mains vers le bas, le long du dos, et poussez la partie postérieure des côtes en avant (*photo 40*).
- Tendez les jambes vers le haut jusqu'à ce qu'elles soient verticales. À l'aide de vos mains, faites monter les omoplates et étirez le buste vers le haut. Soulevez les hanches et étirez les jambes.
- Restez dans la posture quelques secondes avant de passer les jambes au-delà de votre tête et de les amener sur la chaise en *Ardha Halasana* (photo 41).
- Avancez les jambes aussi loin que possible afin que le bord de chaque cuisse repose sur le siège. Vous devez sentir votre buste en contact direct avec les couvertures. Les cuisses jusqu'en haut des hanches sont totalement soutenues. Tournez vos genoux vers l'extérieur afin que l'intérieur de vos quadriceps repose directement sur les couvertures.
- Assurez-vous que les articulations de vos hanches sont sur la même ligne verticale que vos épaules, ceci afin d'être suspendu·e à partir de la chaise. Vous ne devez ressentir aucune tension au niveau du cou ou des épaules. Dans le cas contraire, ajoutez une couverture supplémentaire sur la chaise. Comme dans la posture de *Salamba Sarvangasana*

(photo 37), il vous faudra peut-être quelques essais avant de trouver la bonne combinaison de couvertures sur la chaise, sous vos épaules et votre tête pour vous adapter au mieux à votre corps. Soyez patient·e car lorsque la posture est trouvée, c'est le bien-être absolu !
- Amenez les mains au-delà de la tête. Vous pouvez reposer vos avant-bras sur des briques pour plus de confort.
- Demandez à une personne d'apposer un sac de sable sur l'arrière des cuisses (photo 41) et de vous couvrir les jambes et le dos au moyen d'une couverture.
- Placez un coussin sur vos yeux et restez ainsi 5 à 10 minutes ou davantage en respirant naturellement par le nez.

Pour accompagner vos élèves durant la relaxation, si vous êtes enseignant·e :

- Portez votre attention au niveau des yeux. Laissez vos yeux se détendre et votre regard se déplacer vers l'intérieur, vers votre cœur. Ainsi, votre vision extérieure devient vision intérieure. Laissez votre ouïe se porter également vers l'intérieur. Sentez comme votre audition se transforme en une écoute intérieure profonde.
- Écoutez chaque partie de votre corps. Là où votre corps se tient, vous continuez à vous agripper. Votre corps n'a plus besoin de travailler. Laissez-le s'abandonner totalement sur les supports.
- Profitez de ces quelques minutes pour prendre contact avec votre essence intérieure. Bien qu'elle ne soit pas accessible facilement, votre conscience intérieure vous aide à vous relier à elle.
- Observez le silence intérieur, sa beauté. Laissez-vous transporter hors du temps et de l'espace. Immergez-vous dans les profondeurs de votre être.

Pour sortir de la posture :

Lorsque le temps est écoulé, reprenez conscience de votre environnement externe en effectuant de profondes respirations. Vous pouvez commencer à bouger doucement les orteils, puis les chevilles et les mollets. Lorsque vous vous sentirez prêt·e, retirez lentement votre petit coussin pour les yeux et ouvrez-les délicatement. Si vous avez du poids sur vos cuisses, demandez à quelqu'un de venir l'enlever avec délicatesse. Puis placez vos mains sous la partie postérieure des côtes et vos coudes sur le bolster. Sur une expiration, pliez vos genoux et portez vos pieds contre le mur (photo 42). Descendez très lentement votre bassin sur le bolster (photo 43). À votre rythme, tournez-vous sur le côté avec les jambes recroquevillées contre votre poitrine. Restez quelques instants dans cette position et, lorsque vous vous sentez prêt·e, reprenez une position assise.

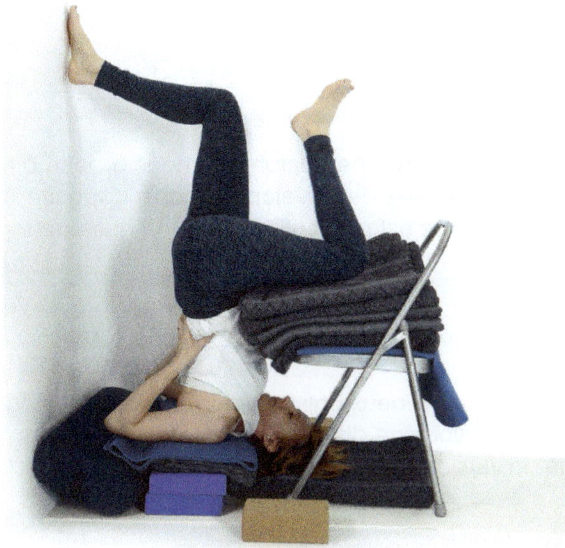

Photo 42

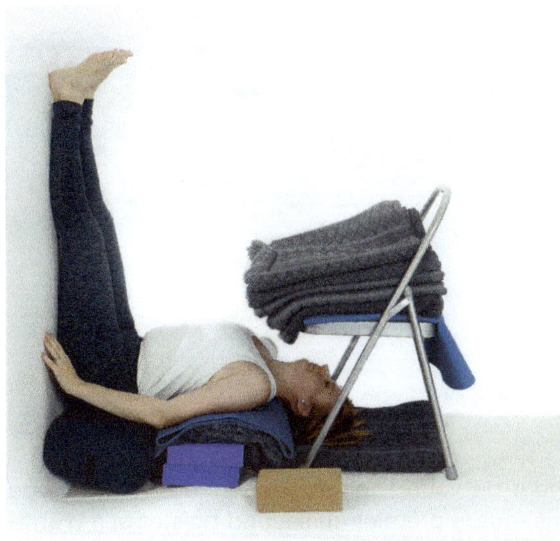

Photo 43

ADHO MUKHA SAVASANA 10 À 15 MINUTES

J'ai choisi de finir cette séquence par une posture qui nous amène à nous sentir en sécurité et soutenu·e par la Terre. Elle permet de développer notre capacité à lâcher prise et notre confiance en l'avenir. Cette posture est particulièrement indiquée pour relaxer le dos.

Contre-indication :

- en cas de grossesse, effectuez *Savasana* sur le côté (photo 49).

Accessoires nécessaires : un tapis, deux bolsters identiques, une sangle, quatre couvertures et un coussin pour les yeux. Si vous ne disposez pas de deux bolsters identiques, utilisez des couvertures ou pratiquez la version avec un seul bolster (photo 45).

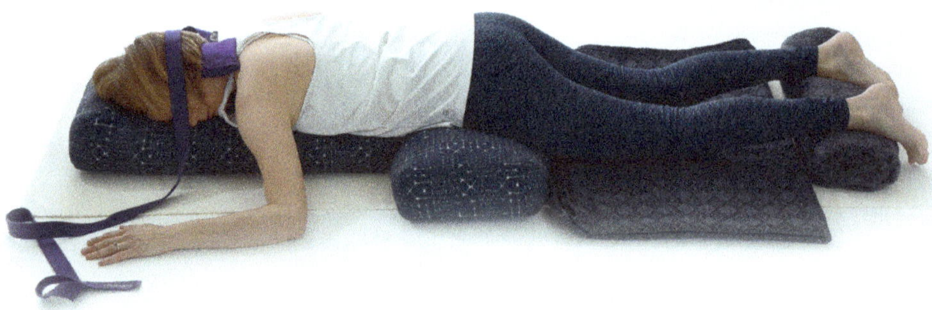

Photo 44

Installation :

- Positionnez sur le haut de votre tapis un bolster dans le sens de la largeur. Puis posez perpendiculairement sous le premier un second bolster afin d'obtenir la forme de la lettre T à l'envers. Ajoutez devant le deuxième bolster une couverture standard (voir tableau 3) pour soutenir vos genoux, puis une couverture enroulée qui viendra supporter vos chevilles.
- Allongez-vous sur le ventre avec votre tête sur le côté de votre choix. Le bolster horizontal

viendra soutenir le haut de vos cuisses ainsi que votre abdomen, tandis que le bolster vertical viendra soutenir votre buste et votre tête. Pour vous assurer de votre bon positionnement : votre lordose lombaire ne devra pas être trop accentuée. Dans le cas contraire, glissez en direction de vos pieds afin de réduire légèrement le support sous vos cuisses.

- Ajustez la couverture enroulée sous vos chevilles. Puis soulevez les genoux un instant afin d'effectuer une rotation interne de vos cuisses. De cette façon, les gros orteils se feront face et cela permettra de créer plus d'espace le long du sacrum, du piriforme et des fessiers pour détendre toute cette zone.
- Éloignez vos coudes et vos mains de votre corps pour pouvoir relaxer vos épaules.
- Afin de vous protéger de la lumière, vous pouvez utiliser une sangle que vous apposerez sur votre tête. Celle-ci vous permettra de tourner votre tête de l'autre côté à la moitié du temps sans avoir à l'ajuster (photo 44).
- Enfin, placez un coussin pour les yeux à l'arrière de votre cou pour l'aider à se détendre.
- Fermez les yeux et relaxez-vous durant 5 à 7 minutes avant de tourner la tête de l'autre côté et vous relaxer de nouveau pendant une durée similaire.

Si vous souffrez de tensions au niveau du cou, des épaules, d'hernies cervicales, ou de blessures au niveau du cou :

Au lieu de tourner la tête d'un côté puis de l'autre, ce qui peut mettre beaucoup de pression sur les disques intervertébraux, n'utilisez qu'un bolster pour soutenir le haut de vos cuisses et l'ensemble de votre buste et posez votre front sur une couverture enroulée (photo 45). Ceci permettra d'obtenir une colonne cervicale plus neutre.

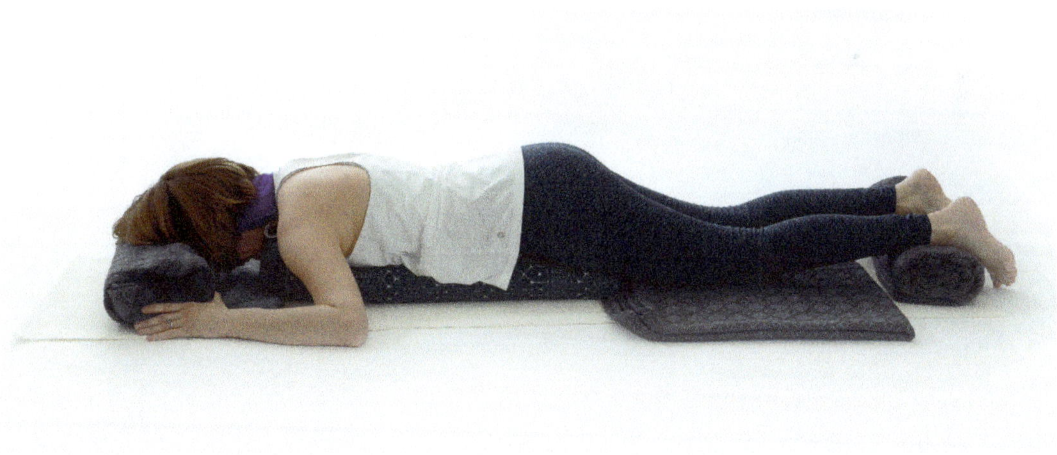

Photo 45

Pour accompagner vos élèves durant la relaxation, si vous êtes enseignant·e :

- Respirez naturellement par le nez. Sur l'inspiration déployez toute la partie postérieure de votre buste, et à l'expiration abandonnez-vous sur les bolsters.
- À chaque inspiration vous détendez tout le bassin, l'abdomen et le bas du dos, et à chaque expiration vous sentez votre bassin et votre ventre atterrir complètement sur les supports.
- Relâchez toutes les tensions en remontant le long de la colonne vertébrale. Permettez à toute votre colonne vertébrale de se relâcher sur les bolsters.
- À mesure que vous vous abandonnez totalement sur les bolsters, détendez complètement vos fessiers, l'arrière de vos jambes et la plante de vos pieds. De chaque côté de votre taille et le long de vos jambes, jusqu'à vos chevilles, relâchez tout effort. À l'intérieur de l'aine et du bassin, et à l'intérieur de vos jambes jusqu'aux cous-de-pied. Les jambes se reposent totalement. Elles n'ont pas besoin de travailler. Tandis que vous vous laissez porter par le sol, vous faites de l'espace à votre respiration afin qu'elle se répande à l'intérieur de votre corps.
- Votre respiration est libre d'aller et venir. Sentez le souffle vous aider à lâcher prise.

Pour sortir de la posture :

Lorsque le temps est écoulé, reprenez conscience des sensations de contact avec le sol et les accessoires. Puis, lorsque vous vous sentirez prêt·e, vous pourrez prendre appui sur vos mains et vous mettre à quatre pattes avant de reprendre une position assise.

Avec les yeux toujours fermés, prenez quelques instants pour ressentir les effets de cette séquence sur votre corps, votre esprit et vos émotions. Prenez acte des éventuels changements sans jugement.

AUTRES SÉQUENCES POUR STIMULER LA FERTILITÉ

Séquence 2	
Supta Baddha Konasana - 10 à 15 minutes	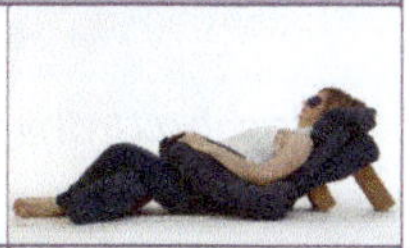
Salamba Matsyasana - 5 à 10 minutes	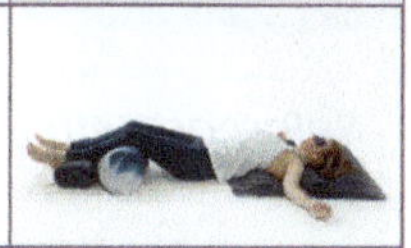
Salamba Setu Bandhasana - 10 à 15 minutes	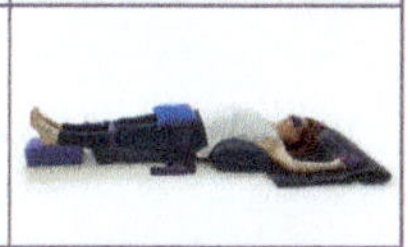
Savasana emmailloté - 20 minutes	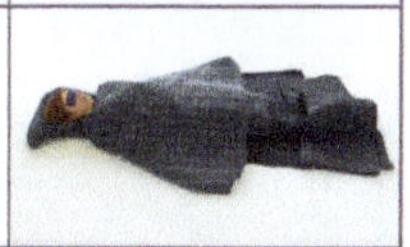
Séquence 3	
Salamba Prasarita Padottanasana - 1 à 3 minutes	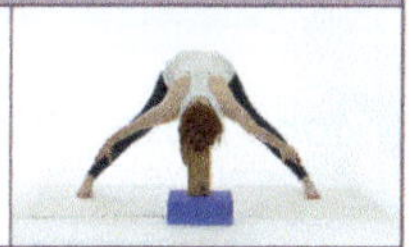
Salamba Upavistha Konasana - 3 à 5 minutes	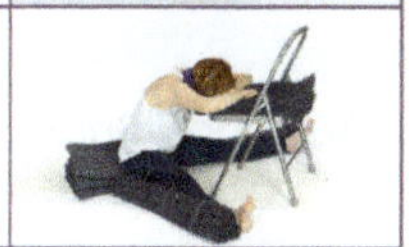
Salamba Bharadvajasana - 3 à 5 minutes de chaque côté	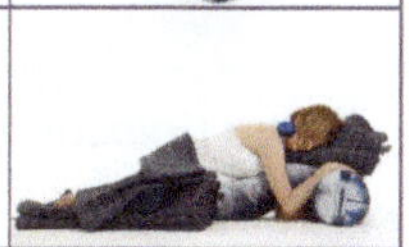
Viparita Karani - 15 minutes	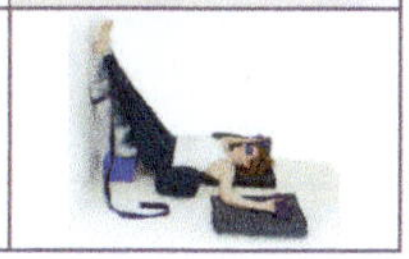

Salamba Savasana - 20 à 25 minutes	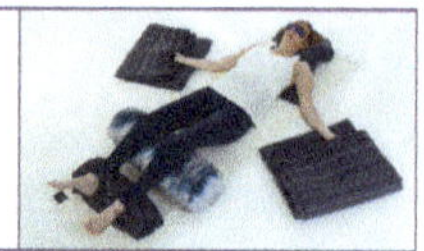
Séquence 4	
Salamba Urdhva Dhanurasana avec une couverture - 8 à 10 minutes	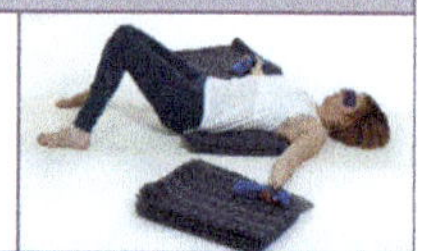
Salamba Setu Bandhasana - 8 à 10 minutes	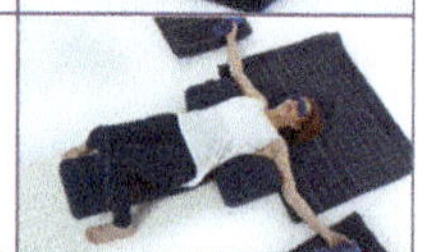
Viparita Baddha Konasana - 10 à 15 minutes	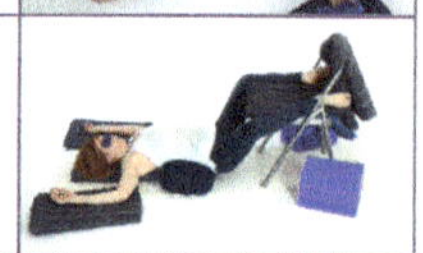
Savasana avec les jambes surélevées - 20 à 25 minutes	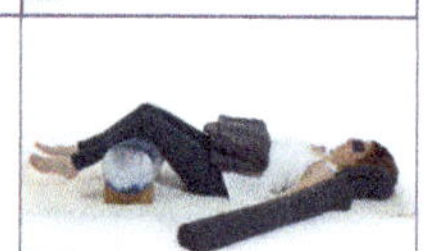
Séquence 5 (pour les élèves avancés)	
Adho Mukha Svanasana - 2 à 3 minutes	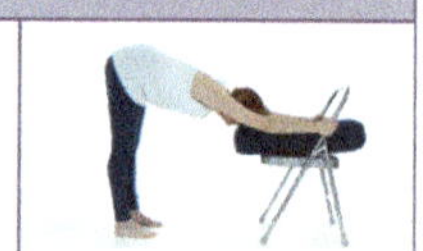
Salamba Sarvangasana - 5 à 12 minutes	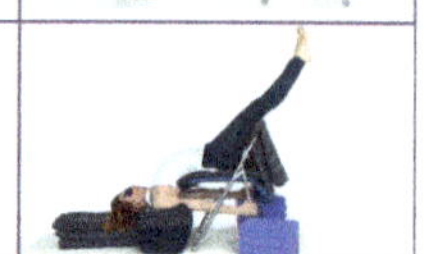
Ardha Halasana - 7 à 12 minutes	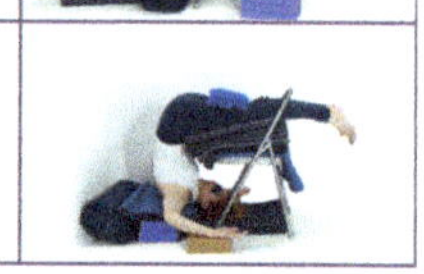

Salamba Setu Bandhasana - 10 à 13 minutes	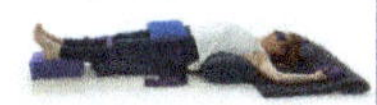
Savasana pour le *pranayama* - 20 minutes	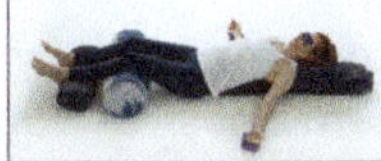
Séquence 6 (après un prélèvement d'ovocytes)	
Supta Baddha Konasana - 15 à 25 minutes	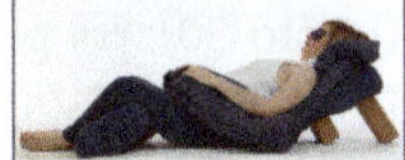
Salamba Balasana - 5 à 8 minutes de chaque côté	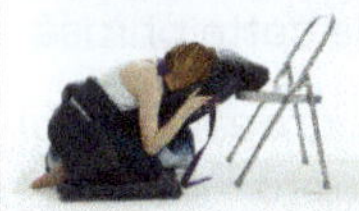
Adho Mukha Savasana - 20 minutes	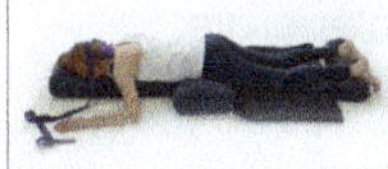

3. Durant la grossesse et pour préparer l'accouchement

S'il existe deux processus physiologiques qui requièrent un état de relaxation maximum, ce sont bien la grossesse et l'accouchement, surtout si l'on a été confrontée précédemment à des difficultés pour concevoir ou si l'on a vécu une fausse couche.

Enceinte de mon premier enfant, j'ai été particulièrement anxieuse durant les premières semaines. Chaque douleur abdominale pouvait signifier la fin d'une grossesse tellement attendue. Le yoga restauratif m'a alors été d'une grande aide. Je me souviens très distinctement d'une relaxation effectuée durant le troisième mois de grossesse alors que j'étais aux prises avec une angoisse. Totalement apaisée dans la posture de *Supta Baddha Konasana* (photo 30), j'ai pu entendre la petite voix de mon futur enfant me dire que je pouvais avoir confiance et qu'il resterait avec moi. Écrire ces quelques lignes m'émeut encore profondément car, à chaque nouvelle peur qui surgissait au cours de ma grossesse, je pouvais me souvenir de cette phrase.

Lors de ma seconde grossesse, j'ai été malade les trois premiers mois, et très fatiguée. *Salamba Supta Virasana* (photo 47) a été pour moi un véritable antidote à la nausée. Les postures d'ouverture de la cage thoracique m'ont également aidée à mieux respirer et m'ont donné plus d'énergie.

Chaque grossesse est différente. Il est impossible de prédire la manière dont elle se déroulera. Mais nous sommes le plus souvent confrontées à la nécessité de ralentir et de prendre soin de nous. Non seulement pour nous, mais aussi pour le bien-être de notre enfant. Le comportement et la physiologie de la mère sont une source majeure d'expériences sensorielles pour le fœtus : les émotions ressenties par la maman durant la grossesse changent le rythme cardiaque du bébé[43].

Durant la grossesse, la pratique du yoga restauratif a pour objectif d'apaiser les énergies *prana* et *apana* à travers des postures inclinées à 45° et des flexions avant. Elle permet ainsi d'équilibrer les émotions, tout en étant bénéfique pour le système hormonal. Elle contribue également à réduire la pression artérielle.

La pratique nous aide également à préparer l'accouchement. Des postures telles que *Supta Baddha Konasana* (photo 30) ou *Savasana* sur le côté (photo 49) ont accompagné certaines de mes élèves durant les premières phases de l'accouchement. Apprendre à se relaxer

---

43. Alban Lemasson et Martine Hausberger, « Dans le ventre de sa mère, le fœtus associe sons et émotions », étude publiée par le site The Conversation France, 2017.

consciemment aide la future maman à rester présente, à se détendre et à briser le cycle « peur - tension - douleur » durant l'accouchement, même lorsque les choses deviennent plus difficiles et exigeantes. Sa capacité à rester calme a un effet positif sur la santé du bébé, car très souvent, lorsqu'une femme panique, le rythme cardiaque du bébé chute et une intervention devient nécessaire.

Dans mon cas, la perception de la douleur post-césarienne a été profondément réduite lors de mon deuxième accouchement parce que j'avais pratiqué chaque jour de ma seconde grossesse, contrairement à la première. J'ai ainsi pu récupérer beaucoup plus rapidement.

Enfin, la pratique nous aide à mieux vivre le post-partum. Durant plus de quatre ans, je n'ai pas connu une nuit sans réveil. Ces années de privation de sommeil m'ont fait perdre la capacité à dormir profondément. Mon système nerveux était toujours en alerte. Je pouvais même rester éveillée pendant plusieurs heures alors que mes enfants dormaient paisiblement. La pratique quotidienne avant le coucher m'a permis petit à petit de retrouver ma pleine capacité à dormir, et ce, jusqu'à huit heures d'affilée !

Les séquences que je vais vous présenter comprennent des asanas qui améliorent la posture et soulagent les maux de dos. Elles sont également connues pour remédier aux désagréments de la grossesse, comme les nausées, les maux d'estomac ou encore la rétention d'eau.

De plus, ces positions sont compatibles avec une grossesse, alors même qu'il existe beaucoup de contre-indications pendant cette période :

- la première concerne le fait d'éviter toute posture impliquant un étirement intense. La relaxine, l'une des hormones les plus sécrétées durant la grossesse, favorise le relâchement des tissus conjonctifs, des ligaments et des tendons, pour permettre au diaphragme de se dilater, au fœtus de se développer, et enfin faciliter l'accouchement par voie basse. La future maman peut se sentir très souple, mais l'étirement excessif des ligaments peut provoquer une instabilité permanente, notamment au niveau des articulations sacro-iliaques. Ce manque de soutien peut causer des douleurs et de l'inconfort. En outre, l'étirement des muscles abdominaux déjà sollicités peut conduire à une récupération post-natale plus difficile[44].
- la deuxième concerne les postures inversées. L'énergie féminine *apana* est déjà élevée durant la grossesse, nous ne souhaitons pas la stimuler davantage. Au contraire, nous cherchons à l'harmoniser à travers des postures à 45°.
- la troisième et dernière contre-indication concerne les postures couchées après les trois premiers mois de grossesse et surtout après la 24ᵉ semaine d'aménorrhée. Dans cette position, l'utérus gravide vient comprimer la veine cave inférieure, un vaisseau sanguin important qui renvoie le sang de la partie inférieure du corps vers le cœur. Ceci peut induire

44. Judith Hanson Lasater, *Relax and Renew*, 1994.

une réduction du retour veineux et, de ce fait, du volume d'éjection systolique, entraînant une hypotension maternelle, une diminution de la perfusion utéro-placentaire, qui à son tour peut entraîner un ralentissement du rythme cardiaque fœtal. Le « syndrome cave » se traduit cliniquement par des vertiges lorsque la femme enceinte est en position allongée. Les postures à 45° ou couchées sur le côté gauche permettent d'éviter la compression de la veine cave inférieure et cette hypotension maternelle.

ARDHA SVANASANA 1 À 2 MINUTES

Cette posture soulage les tensions dans les muscles du dos, et libère les épaules et les ischio-jambiers. Elle allonge la colonne vertébrale et élimine la fatigue. Cette position pratiquée régulièrement peut également soulager une crampe que les femmes enceintes ressentent souvent dans les ligaments ronds de l'utérus et qui se produit généralement lorsque l'on change de position rapidement.

Contre-indications :

- spondylolyse et spondylolisthésis.

Accessoires nécessaires : un tapis et un mur.

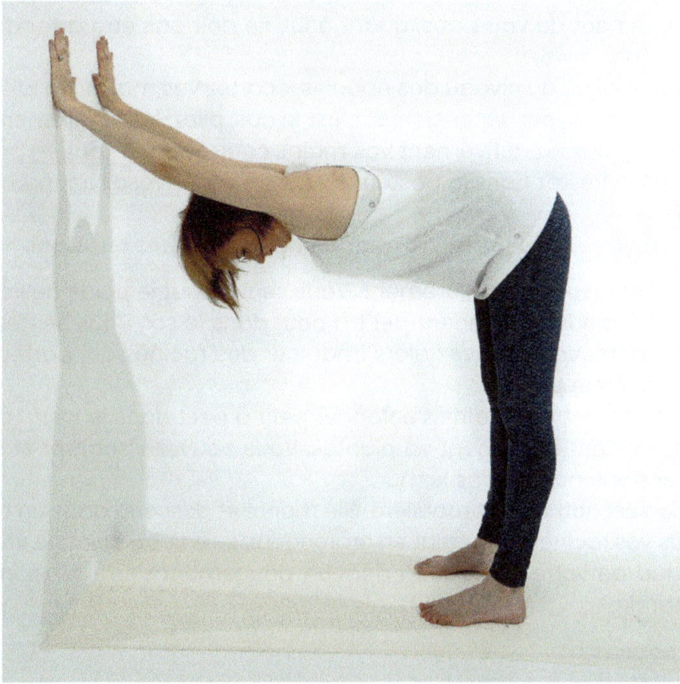

Photo 46

Installation :

- Tenez-vous debout face à un mur nu, à environ 30 cm de distance, pieds parallèles et écartés de la largeur de vos hanches. Placez vos mains sur le mur à la hauteur des épaules, les mains sont écartées de la largeur des épaules, le majeur parallèle au mur et pointé vers le plafond.
- Sur une expiration, poussez vos mains contre le mur, reculez et penchez-vous à partir de vos hanches (et non de la taille). Assurez-vous de conserver les courbes naturelles de votre colonne vertébrale.
- Si cette position étire trop intensément l'arrière de vos cuisses ou si vous avez mal au bas du dos, avancez vers le mur et repositionnez vos mains un peu plus haut, au niveau de votre visage. Puis reculez et penchez-vous de nouveau à partir de vos hanches, en étirant doucement les muscles ischio-jambiers. Si l'étirement est trop douloureux, positionnez vos mains encore plus haut, jusqu'à atteindre une position qui vous permette d'étirer les ischio-jambiers confortablement tout en vous penchant en avant et en maintenant l'alignement naturel de votre colonne vertébrale. Votre colonne vertébrale et votre torse doivent avoir la même configuration que lorsque vous êtes dans une posture debout normale. Cela signifie que vous aurez encore une légère cambrure lombaire. Celle-ci ne sera pas neutralisée mais allongée. Le haut de votre dos, quant à lui, ne doit pas être arrondi plus qu'il ne l'est habituellement (*photo 46*).
- Si vous sentez une gêne au niveau des épaules, écartez vos mains. Ne laissez ni vos coudes ni vos genoux être en hyper-extension. Si c'est le cas, pliez-les légèrement jusqu'à ce qu'ils soient bien droits. Poussez activement vos mains contre le mur tout en portant les têtes de fémur vers l'arrière. Restez dans la posture 1 à 2 minutes en respirant normalement.

Pour accompagner vos élèves durant la relaxation, si vous êtes enseignant·e :

- Fermez les yeux et respirez régulièrement. Vous sentez tout le poids de votre corps reposer sur vos pieds. Vos pieds s'enfoncent petit à petit dans le sol. Vous sentez la plante de vos pieds devenir plante. Vous pouvez alors imaginer des racines qui partent de vos pieds et s'ancrent profondément au sol.
- Vous sentez également vos mains s'enfoncer petit à petit dans le mur. Les paumes de vos mains se transforment également en plantes. Vous pouvez visualiser et sentir des racines qui poussent et s'enfoncent dans le mur.
- Votre respiration est naturelle et régulière. Elle monte et descend dans un buste qui ne cesse de grandir. Plus vos racines pénètrent en profondeur, plus votre colonne vertébrale s'allonge.
- Le souffle chaud de votre respiration dénoue doucement toute tension le long de votre colonne vertébrale.

Pour sortir de la posture :

Lorsque le temps est écoulé, inspirez en pliant légèrement les genoux et avancez vers le mur, afin de redresser le buste.

SALAMBA SUPTA VIRASANA
8 À 15 MINUTES

Cette posture est l'antidote aux nausées matinales qui peuvent ponctuer les premières semaines de votre grossesse. En soulevant le diaphragme, elle permet de stimuler la digestion en laissant plus de place à l'estomac et au foie ; et elle aide à développer la cavité de la région pelvienne, ce qui crée de l'espace à l'intérieur de l'utérus et assure une bonne circulation sanguine, ainsi que la place nécessaire pour les mouvements du bébé. Enfin, elle est connue pour être bénéfique en cas de constipation.

Contre-indication :

- problèmes aux genoux.

Accessoires nécessaires : un tapis, une chaise, deux bolsters, quatre à cinq couvertures, une brique et un coussin pour les yeux.

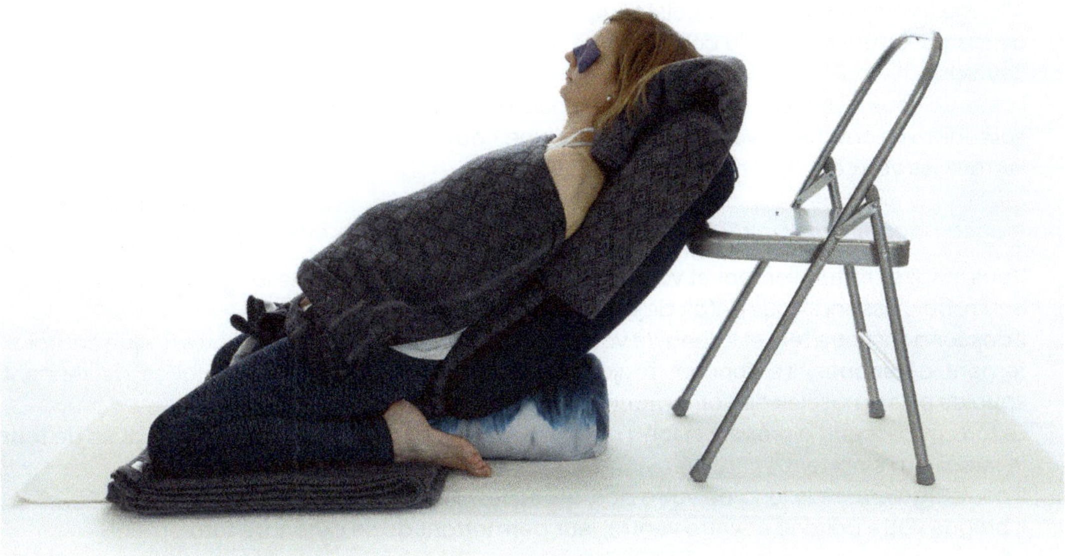

Photo 47

Installation :

- Au milieu d'un tapis, commencez par placer deux couvertures standard (voir tableau 3) dans le sens de la longueur. Celles-ci viendront tapisser le dessous de vos tibias une fois que vous serez en position. Les plis les plus fins des couvertures viendront se positionner sous vos pieds afin de réduire l'éventuelle raideur que vous pourriez ressentir dans les pieds et les chevilles.
- Positionnez sur le dessus des couvertures un bolster rond dans le sens de la longueur. Vous vous assiérez sur le bolster afin de soulever le bassin et d'éviter de ressentir des tensions dans les genoux et dans les jambes.
- Positionnez une chaise sur le haut de votre tapis.
- Placez le second bolster à un angle de 45° : la pointe inférieure se positionnera sur le bolster au sol et celle opposée contre le bord de la chaise. Vous pouvez ajouter éventuellement plusieurs briques sous le deuxième bolster afin d'éviter qu'il ne plonge sous votre poids ainsi qu'une couverture rectangulaire à pli simple sur le même bolster pour mieux soutenir votre dos.
- Sur le haut du deuxième bolster, ajoutez une couverture standard pliée à deux étages : le plus élevé pour soutenir la tête ainsi que la septième vertèbre cervicale et le plus bas pour soutenir les épaules.
- Agenouillez-vous en posant vos tibias sur les couvertures et en laissant dépasser les pieds du bord des couvertures.
- Allongez-vous sur le second bolster. Ajustez le support sous votre tête : enroulez les bords de la couverture le long du cou, de votre visage et sous les épaules pour mieux vous sentir soutenu·e.
- Posez un coussin sur vos yeux (photo 47) puis posez vos mains relâchées sur votre ventre et soutenez vos coudes et vos bras à l'aide d'une couverture emmaillotée autour de vos bras.
- Fermez les yeux et relaxez-vous de 8 à 15 minutes.

Pour accompagner vos élèves durant la relaxation, si vous êtes enseignant·e :

- Vous respirez naturellement et vous imaginez qu'un torrent coule le long de votre buste. Son eau rafraîchissante vous défait de toutes vos tensions.
- Il descend sur votre tête et le long de votre cou. Vous sentez votre tête et votre nuque complètement détendues, s'enfonçant toujours plus dans la couverture. Vos joues deviennent souples et les muscles de votre mâchoire se relâchent.
- Le torrent descend à présent le long de vos épaules et de vos bras, qui lâchent prise de tout le stress qu'ils portent.
- Il coule également le long de votre dos, qui se fond alors avec le bolster.
- Il baigne votre poitrine et votre ventre, leur permettant de se détendre totalement.

- L'eau se répand enfin le long de vos jambes et de vos pieds. Vous les sentez se décontracter. Vous n'avez nulle part où aller, rien à faire. Vous vous enfoncez toujours plus profondément dans un lieu de repos, de calme et de silence.

Pour sortir de la posture :

Lorsque le temps est écoulé, reprenez conscience de votre environnement extérieur en effectuant de profondes respirations. Ouvrez les yeux et sortez vos bras de la couverture. Placez votre main non dominante sous votre cou et votre coude proche de votre visage. La main dominante se positionne, quant à elle, sur le sol. Commencez par soulever votre tête, puis appuyez votre main sur le sol pour reprendre une position assise sur vos genoux. Mettez-vous à quatre pattes, puis redressez lentement vos jambes, ramenez vos mains vers vos pieds et levez-vous lentement.

SALAMBA NAVASANA 15 À 20 MINUTES

Cette posture permet d'ouvrir très légèrement la cage thoracique, améliore la respiration et donne plus d'espace à l'estomac, qui est alors moins comprimé par le fœtus. Elle est très appréciée chez la femme enceinte car l'élévation des jambes au-dessus du niveau de l'abdomen permet d'améliorer le drainage lymphatique et la rétention d'eau au niveau des jambes.

Durant cette posture, je vous propose de réguler votre respiration afin de la rendre plus profonde grâce au *pranayama samavrtti*. La pratique de cette respiration réduira au minimum les spasmes et les tensions pendant le travail et facilitera l'expulsion du bébé. Pratiquez cette respiration aussi souvent que possible dans les postures inclinées, telles que celle-ci, *Supta Baddha Konasana* (photo 30), la Chaise Longue (photo 5), ou encore *Savasana* pour le *pranayama* jusqu'au sixième mois de grossesse (photo 14).

Vous commencerez par observer votre respiration sans la modifier. Puis vous augmenterez progressivement la longueur de votre inspiration et de votre expiration sans jamais les forcer. Puis respirez normalement et alternez une longue respiration avec une respiration normale. Ici, ne comptez pas mentalement pour réguler la profondeur de votre respiration mais augmentez-la délicatement en suivant votre ressenti.

Accessoires nécessaires : un tapis, une chaise, trois bolsters, une sangle, deux briques, trois couvertures et un coussin pour les yeux.

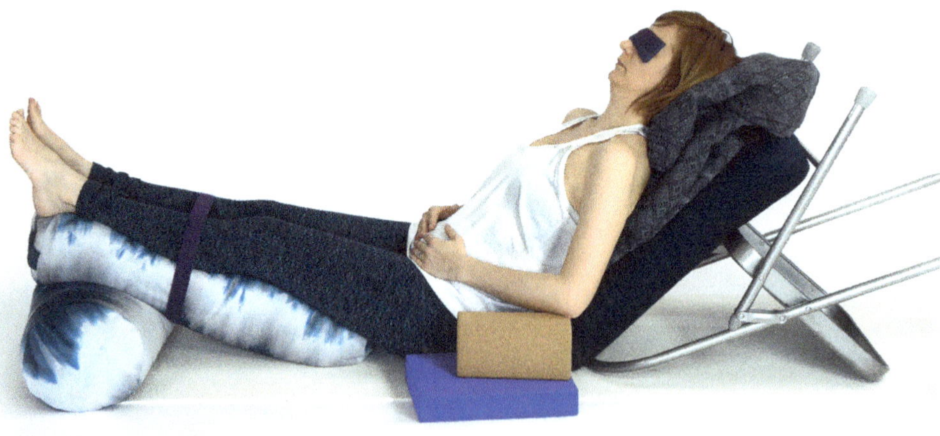

Photo 48

Installation :

- Sur le haut de votre tapis de yoga, placez une chaise renversée. Placez sur le dos de la chaise un bolster dans le sens de la longueur (l'objectif est d'obtenir une position inclinée à 45°).
- Tapissez le bolster et le sol d'une couverture pliée trois fois dans le sens de la largeur pour plus de confort au niveau de votre dos.
- Sur le haut du bolster, ajoutez une couverture standard pliée à deux étages : le plus élevé pour soutenir la tête ainsi que la septième vertèbre cervicale et le plus bas pour soutenir les épaules (photo 19).
- Afin de supporter vos jambes, placez à l'autre extrémité du tapis un bolster dans le sens de la largeur sur lequel viendra se positionner un second bolster dans le sens de la longueur. Là aussi, vous souhaitez obtenir une inclinaison de vos jambes de 45° environ.
- Asseyez-vous devant la chaise, puis allongez-vous sur le bolster. Il est important de ne pas laisser d'espace entre votre bassin et le bolster afin de soutenir au mieux les lombaires.
- Placez vos jambes sur le bolster devant vous. Tournez vos mollets vers l'intérieur et entourez vos tibias au moyen de la sangle afin de les aider à se relâcher durant la posture. Couvrez vos jambes.
- Puis ajustez le support sous votre tête : enroulez les bords de la couverture le long du cou, de votre visage et sous les épaules pour mieux vous sentir soutenu·e.
- Posez vos mains relâchées sur votre ventre et soutenez vos coudes à l'aide d'un bloc et d'une brique de chaque côté (photo 48).
- Posez un coussin sur vos yeux fermés. Relaxez-vous de 15 à 20 minutes.

Pour accompagner vos élèves durant la relaxation, si vous êtes enseignant·e :

- Portez votre menton vers votre poitrine pour vous aider à rejoindre votre monde intérieur. Puis observez votre respiration sans la modifier. La respiration est un mantra éternel : toujours présente, toujours disponible. Inspirez en portant votre attention au niveau de l'arrière de vos poumons et notez leur expansion. Puis concentrez-vous sur la partie latérale de vos côtes. Sentez-les se soulever. Puis observez votre poitrine se gonfler, toujours sur l'inspiration. Expirez et sentez l'ensemble de votre cage thoracique se contracter.
- À l'inspiration, vous vous ouvrez et vous recevez. À l'expiration, vous lâchez prise et vous abandonnez tout attachement.
- Commencez à augmenter lentement la longueur de votre inspiration et de votre expiration. Il est très important de ne pas forcer la respiration car cela aurait pour conséquence de contracter le diaphragme et très probablement les muscles du visage et du cou. Le fait de forcer et de contracter stimule le système nerveux. Si vous ressentez de l'inconfort, diminuez la longueur de votre respiration jusqu'à ce que vous puissiez l'allonger naturellement de nouveau.
- Respirez normalement.

- Recommencez et augmentez lentement la surface de votre thorax sur l'inspiration. Expirez lentement jusqu'à ce qu'une respiration normale prenne le relais. Votre ventre est totalement passif durant tout le processus.
- Continuez ainsi pendant 5 à 7 minutes, en faisant une courte pause après chaque respiration profonde avec une respiration normale.
- Puis poursuivez votre relaxation en respirant normalement.

Pour sortir de la posture :

Lorsque le temps est écoulé, reprenez conscience des sensations de contact avec le sol et les accessoires. Observez votre respiration : sa qualité, sa forme, sa texture. Ouvrez les yeux et détachez la sangle autour de vos jambes. Pliez lentement vos genoux et posez un pied après l'autre sur le sol. Tournez-vous sur le côté. Laissez votre corps s'acclimater. Et lorsque vous vous sentez prêt·e, reprenez une position assise.

SAVASANA SUR LE CÔTÉ 20 À 25 MINUTES

Comme nous l'avons vu précédemment, il est déconseillé de s'allonger sur le dos après le premier trimestre. Comme la veine cave inférieure se trouve sur le côté droit de la colonne vertébrale, il est préférable de s'allonger sur le côté gauche.

Se reposer sur le côté gauche, selon l'*Ayurveda*, le système de médecine holistique originaire d'Inde, permet de stimuler le feu digestif (ou *Agni* en sanscrit). Lorsque vous êtes allongé·e sur le côté gauche, l'estomac et le pancréas, qui se situent sur le côté gauche, reçoivent plus de *prana*. Cette position est donc idéale pour réduire les nausées et les brûlures d'estomac.

Enfin, cette posture prépare la maman à l'allaitement dans la mesure où elle est parfaite pour allaiter bébé. Je l'ai utilisée pour mes deux enfants. Elle me permettait de me relaxer pendant que mes enfants tétaient et se faisaient câliner.

Contre-indication :

- douleurs à l'épaule gauche (se mettre alors sur le côté droit).

Accessoires nécessaires : un tapis, un mur ou un sac de sable, deux à trois bolsters, quatre à six couvertures, une brique, un coussin pour les yeux et un foulard.

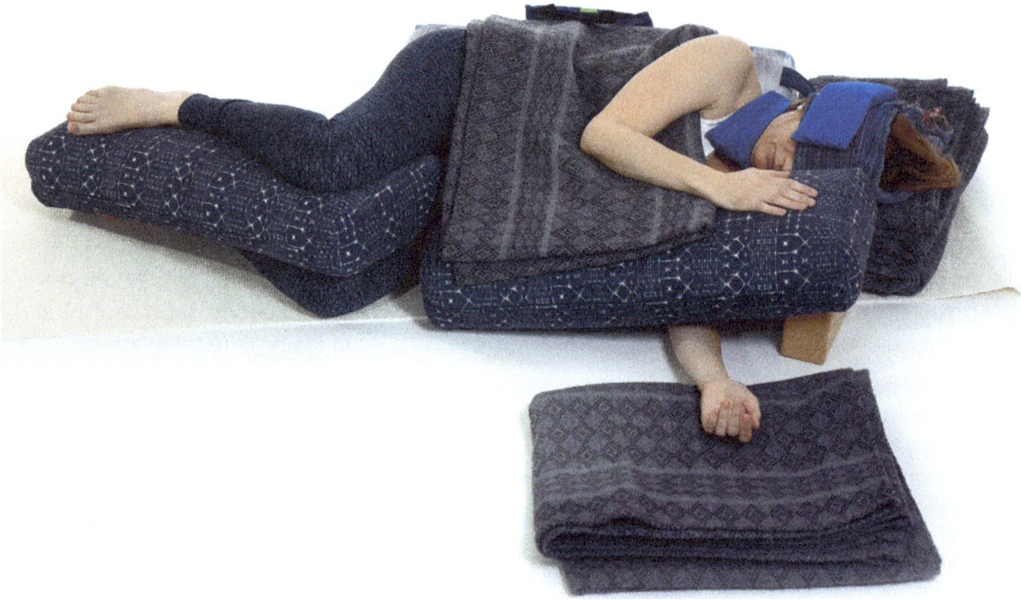

Photo 49

Installation :

- Placez le tapis le long d'un mur. Disposez si besoin une ou deux couvertures sur le tapis afin de rendre le sol plus doux sous votre corps, puis positionnez deux couvertures rectangulaires à double pli (voir tableau 3) dans le sens de la longueur pour soutenir votre tête.
- Placez un bolster contre le mur pour soutenir votre dos. Si vous n'avez pas de mur à disposition, positionnez un sac de sable derrière le bolster qui soutient votre dos, ou bien placez-vous contre l'arrière de votre canapé.
- Allongez-vous sur le côté gauche. La position de la tête est essentielle pour se détendre : lorsque le support sous la tête est suffisant, la partie supérieure du cou est complètement relaxée. Lorsque vous palpez cette zone du cou, vous ne devez sentir aucune tension.
- Préparez ensuite les supports pour les genoux. Placez deux couvertures rectangulaires à pli simple entre les jambes, des genoux aux pieds. Vous pouvez remplacer ces deux couvertures par un bolster rectangulaire. Normalement, vous devriez avoir vos pieds et vos genoux à la même hauteur que le grand trochanter.
- Positionnez une brique près des couvertures qui supportent votre tête et placez le deuxième bolster de la façon suivante : une extrémité repose sur la brique et l'autre sur le sol près des

cuisses de telle façon que votre bras gauche puisse passer sous le bolster. À l'aide de votre main droite, tirez très lentement votre bras gauche vers l'extérieur afin de dégager votre épaule gauche et de ne pas y reposer tout votre poids. Soutenez votre poignet gauche au moyen d'une couverture « carrée ». Votre bras droit ainsi que votre main droite reposent, quant à eux, sur le second bolster. Si vous sentez que votre coude droit n'est pas suffisamment soutenu, vous pouvez ajouter une couverture standard dans le sens de la longueur sous votre bras droit. Elle sera positionnée entre votre bassin et votre aisselle (photo 49).
- Couvrez-vous de la tête aux pieds.
- Pour couvrir vos yeux, vous pouvez utiliser un foulard plié plusieurs fois dans le sens de la largeur que vous insérerez sous votre visage et qui viendra recouvrir vos yeux. Placez un coussin pour les yeux à l'arrière de votre cou pour l'aider à se détendre et un autre sur le côté du front pour calmer votre mental.
- Fermez les yeux et relaxez-vous de 20 à 25 minutes.

Pour accompagner vos élèves durant la relaxation, si vous êtes enseignant·e :

- Respirez naturellement par le nez et observez votre corps.
- Sentez-le se transformer petit à petit à mesure qu'il se relâche et qu'il prend toute sa place sur le sol. Imaginez-le comme une montgolfière qui abandonne toutes ses amarres à terre. Toutes les tensions physiques et mentales disparaissent. Vous vous sentez monter très haut dans le ciel.
- Votre cœur s'ouvre infiniment. La chaleur de votre respiration vous réchauffe la poitrine à mesure que les brûleurs font s'élever la nacelle.
- Si un tourbillon d'émotions naît dans votre ventre, accueillez-le. Portez-y toute votre compréhension et votre compassion. Entourez-le d'une énergie douce et aimante.

Pour sortir de la posture :

Lorsque le temps est écoulé, reprenez conscience très lentement des sensations de contact avec le sol et les accessoires. Lorsque vous vous sentirez prêt·e, enlevez le foulard qui entoure vos yeux. Dégagez-vous des supports et, très lentement, reprenez une position assise en prenant appui sur votre main droite.

En position assise, les yeux fermés, prenez le temps de refaire un check physique (voir page 50) et d'observer les effets de cette pratique sur votre corps, votre mental et vos émotions.

AUTRES SÉQUENCES DURANT LA GROSSESSE ET POUR PRÉPARER L'ACCOUCHEMENT

D'autres séquences pourront vous accompagner durant la grossesse :

Séquence 2	
Supta Baddha Konasana - 20 à 25 minutes	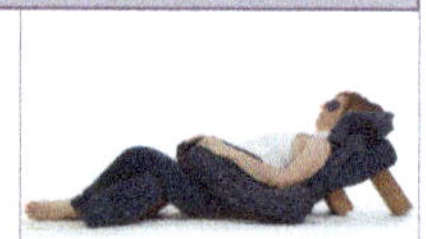
Salamba Bharadvajasana - 3 à 5 minutes de chaque côté	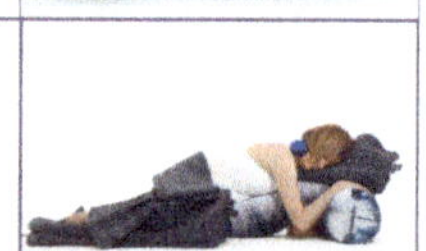
Savasana pour le *pranayama* (jusqu'à la fin du deuxième trimestre) - 20 minutes	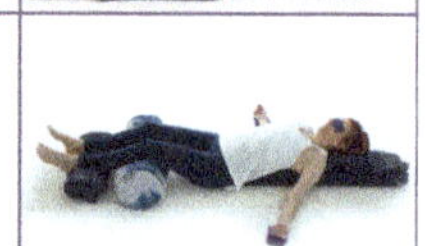
Séquence 3	
La Chaise Longue - 20 à 25 minutes	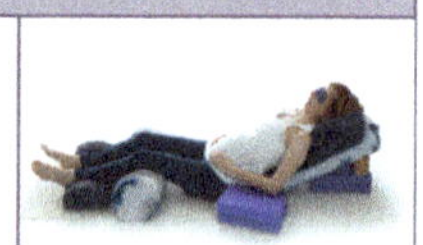
Salamba Janu Sirsasana - 3 à 5 minutes de chaque côté	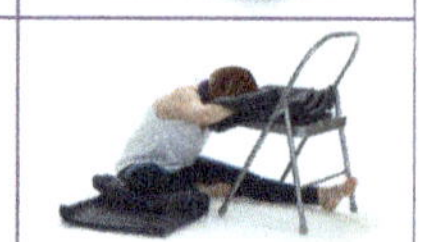
Savasana sur le côté - 20 à 25 minutes	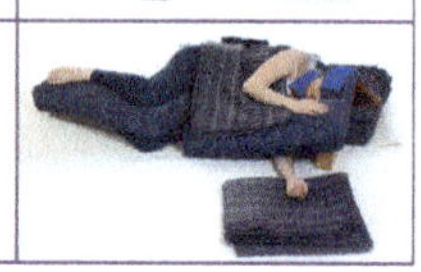

Séquence 4	
Salamba Prasarita Padottanasana - 2 à 5 minutes	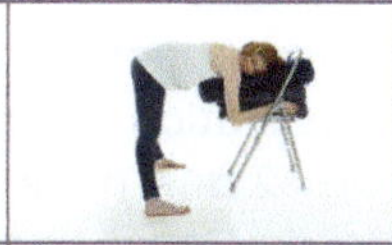
Salamba Upavistha Konasana - 3 à 5 minutes	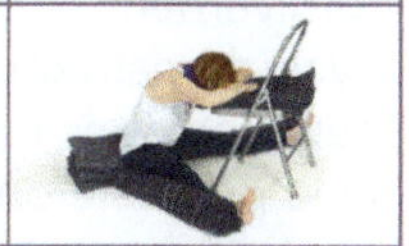
Salamba Supta Virasana - 15 à 20 minutes	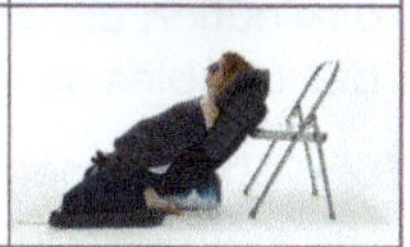
Supta Baddha Konasana - 25 à 30 minutes	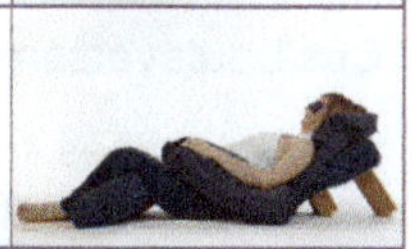
Séquence 5	
Ardha Svanasana - 1 à 2 minutes	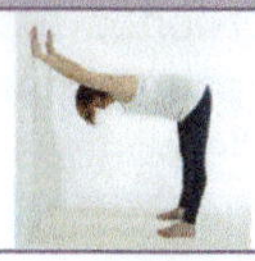
Salamba Supta Virasana - 10 à 18 minutes	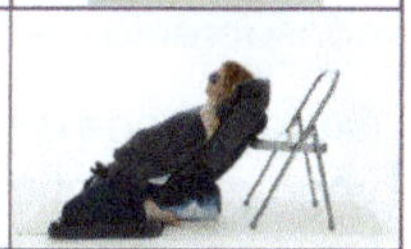
Salamba Navasana avec les jambes pliées - 15 à 20 minutes	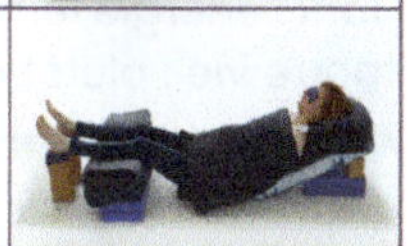
Savasana sur le côté - 20 minutes	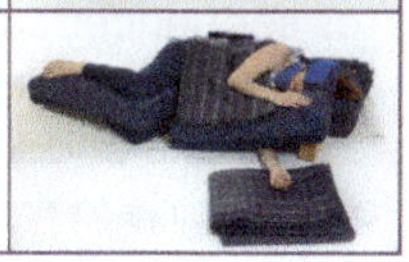

4. La périménopause et la ménopause

La ménopause (du grec *mênos*, qui signifie « mois » ou « menstrues », et *pausis*, qui signifie « cessation ») désigne la « dernière période menstruelle »[45]. En moyenne, elle intervient autour de 52 ans, mais pour certaines femmes ce sera dès 40 ans, et pour d'autres beaucoup plus tardivement. La périménopause est, quant à elle, la période de transition qui précède le dernier cycle menstruel et qui peut durer entre deux et huit ans. Cette phase est liée à des modifications neurologiques et physiologiques qui affectent nos taux d'hormones, tels que les œstrogènes et la progestérone, lesquels ne baissent pas tous au même rythme durant cette période. Leur diminution est à l'origine de troubles, tels que des cycles irréguliers, des bouffées de chaleur, des troubles du sommeil et une prise de poids.

Les changements physiologiques ont également un impact sur l'équilibre émotionnel. Les femmes peuvent se sentir plus facilement irritables, souffrir d'états dépressifs ou d'anxiété. Ces bouleversements émotifs sont liés notamment au sentiment de perte de la féminité.

Pour certaines femmes, cette période sera très pénible, pour d'autres, au contraire, elle se passera sans difficulté. Exacerbés durant la périménopause, ces bouleversements se calmeront au fur et à mesure pour cesser totalement dans l'année qui suit les dernières règles.

La ménopause est certes un passage plus ou moins délicat, mais nous sommes l'une des rares espèces animales à en bénéficier. Ce n'est pas le début du déclin et la fin de nos plus belles années. Au contraire, certaines femmes, comme la gynécologue et auteure Christiane Northrup, la considèrent comme une véritable renaissance, l'occasion de décider à quoi consacrer la deuxième partie de sa vie.

Cette période de grands changements est donc le moment idéal pour démarrer la pratique du yoga restauratif[46]. Celle-ci apportera l'équilibre en calmant le système nerveux tout en réveillant l'énergie féminine (*apana*). La pratique permettra aussi d'offrir une nouvelle perspective à notre vie : plutôt que de se concentrer sur le passé et ce qui n'est plus, il est possible de créer une nouvelle vie en phase avec nos valeurs les plus élevées.

Les séquences suivantes ont été conçues pour faire une large place aux inversions. Les postures dans lesquelles la tête est plus basse que la plupart ou l'ensemble des organes du corps stimulent le système endocrinien, et particulièrement l'hypophyse, qui gère les changements hormonaux au cours de la ménopause. La détente provoquée par ces asanas permet également de réduire les bouffées de chaleur. Enfin, en stimulant les barorécepteurs, ces postures ont une influence sur l'activité de notre mental. Elles permettent d'accroître notre conscience de soi en nous aidant à entrer plus facilement dans l'état de *pratyahara* (voir page 24).

45. Christiane Northrup, *Les plaisirs secrets de la ménopause*, 2019.
46. B. E. Cohen, A. M. Kanaya, J. L. Macer, H. Shen, A. A. Chang, D. Grady, « *Feasibility and acceptability of restorative yoga for treatment of hot flushes : a pilot trial* », ScienceDirect, février 2007.

SALAMBA PRASARITA PADOTTANASANA 1 À 6 MINUTES

Cette flexion avant debout est plus facile pour la colonne vertébrale et les ischio-jambiers que la posture d'*Uttanasana* (photo 16) où les pieds sont placés plus près l'un de l'autre. Elle est donc plus accessible. Elle renforce et assouplit la colonne vertébrale et calme les organes abdominaux. Enfin, elle est rafraîchissante et calmante pour l'esprit.

Contre-indications :

- hernie discale,
- glaucome,
- décollement de la rétine.

Accessoires nécessaires : un tapis, un assortiment de blocs et de briques.

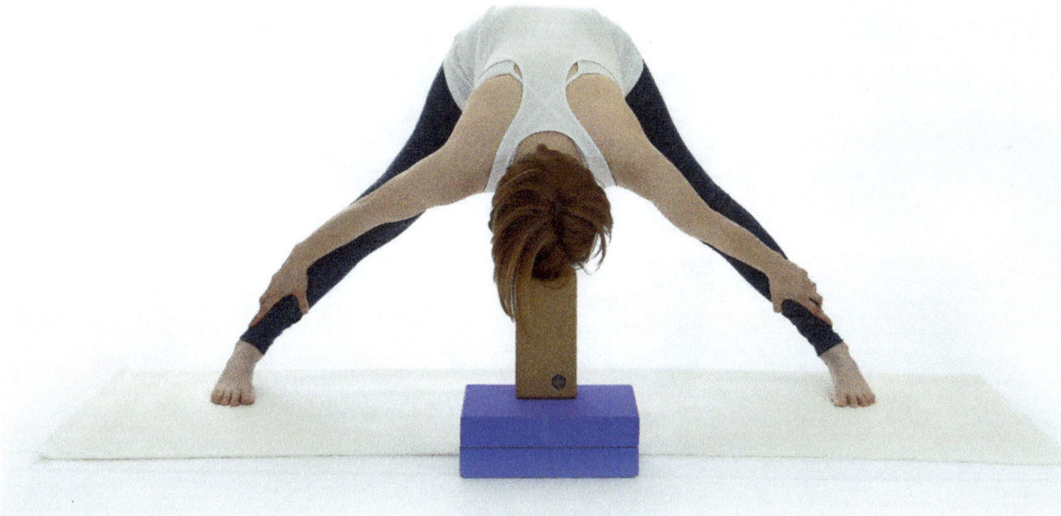

Photo 50

Installation :

- Placez un assortiment de blocs et de briques devant vous.
- Mettez les pieds parallèles à environ 1 m de distance l'un de l'autre. Plus vos pieds seront écartés, moins vous ressentirez d'étirements au niveau de vos muscles ischio-jambiers.
- Mettez les mains sur les hanches et, sur une expiration, penchez-vous vers l'avant à partir des articulations des hanches. Lorsque vous vous penchez en avant, assurez-vous que votre tête, vos côtes et votre coccyx sont alignés.
- Posez le bout des doigts sur le sol, juste au-dessous de vos épaules, votre colonne vertébrale parallèle au sol.
- Préparez avec une main les briques et les blocs qui viendront soutenir votre front.
- Puis, en expirant, et en gardant votre poids centré sur vos pieds, baissez complètement le buste, laissez le bas de votre dos s'arrondir. Posez le front sur une ou plusieurs briques au niveau de la ligne des cheveux (photo 50).
- Placez vos mains sur vos chevilles. Assurez-vous que vos hanches et vos chevilles sont alignées. Portez votre menton vers votre poitrine afin que votre cou ne soit pas en extension.

Vous pouvez aussi opter pour une version encore plus régénérative de la posture :

Accessoires nécessaires : un tapis, une chaise, deux couvertures, un bolster, un coussin pour les yeux et une sangle.

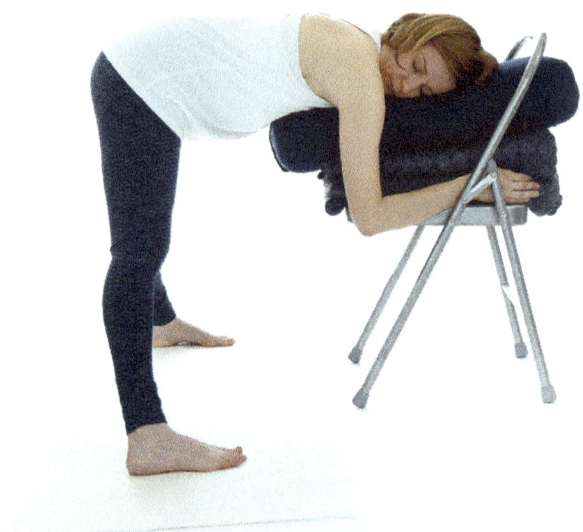

Photo 51

Installation :

- Devant votre tapis, positionnez une chaise sur laquelle vous aurez placé deux couvertures rectangulaires à double pli (voir tableau 3) et un bolster en position verticale pour soutenir votre torse et votre tête.
- Mettez les pieds parallèles à environ 1 m de distance l'un de l'autre. Posez vos mains sur les hanches et, sur une expiration, penchez-vous vers l'avant à partir des articulations des hanches. Lorsque vous vous penchez en avant, assurez-vous que votre tête, vos côtes et votre coccyx sont alignés.
- Posez vos avant-bras de chaque côté des couvertures sur la chaise. Votre torse et votre tête se positionneront sur le bolster. Tournez votre tête sur le côté de votre choix (photo 51).
- Vous pouvez poser un coussin pour les yeux au niveau de votre cou pour l'aider à se relaxer et utiliser une sangle pour vous couvrir les yeux comme dans la posture de *Salamba Adho Mukha Savasana* (photo 45). Maintenez la position pendant 2 à 3 minutes, puis tournez la tête de l'autre côté pour la même durée. Si vous ressentez une tension au niveau du cou, posez le front sur le bolster au niveau de la ligne des cheveux.

Pour accompagner vos élèves durant la relaxation, si vous êtes enseignant·e :

- Dirigez votre attention vers l'intérieur et concentrez-vous sur votre corps. Notez sans jugement tout inconfort ou tension. Puis portez votre respiration au niveau de cette partie du corps. Respirez avec compassion. Remarquez ce qui se passe en ce moment même dans cette zone. Peut-être que votre compassion et votre respiration arrivent à la détendre.
- À l'inspiration, vous imaginez que vous y apportez la vie, l'énergie positive et l'espoir. À l'expiration, vous imaginez que vous vous libérez de toute négativité, doute et désespoir. Vous vous imprégnez ainsi de douceur et de compassion pour vous-même.

Pour sortir de la posture :

Lorsque le temps est écoulé, ouvrez lentement les yeux. Lorsque vous vous sentez prêt·e, placez les mains sur les hanches, allongez l'avant de votre torse, puis redressez le buste en inspirant. Rapprochez lentement vos pieds l'un de l'autre.

SALAMBA ADHO MUKHA SVANASANA
1 À 2 MINUTES

Cette posture est excellente pour éliminer la fatigue et redonner de l'énergie. Elle permet de détendre les muscles du dos et des épaules. Le diaphragme devient léger et souple et la capacité thoracique augmente.

Il s'agit d'une inversion douce qui porte la tête sous le niveau du cœur et lui apporte du sang frais afin de stimuler l'hypophyse et la production d'hormones. Elle permet également de calmer le mental et les maux de tête.

Contre-indications :

- spondylolyse et spondylolisthésis,
- déchirure au niveau des ischio-jambiers (pratiquez *Ardha Svanasana*, photo 46).

Accessoires nécessaires : un tapis, une chaise et un bolster.

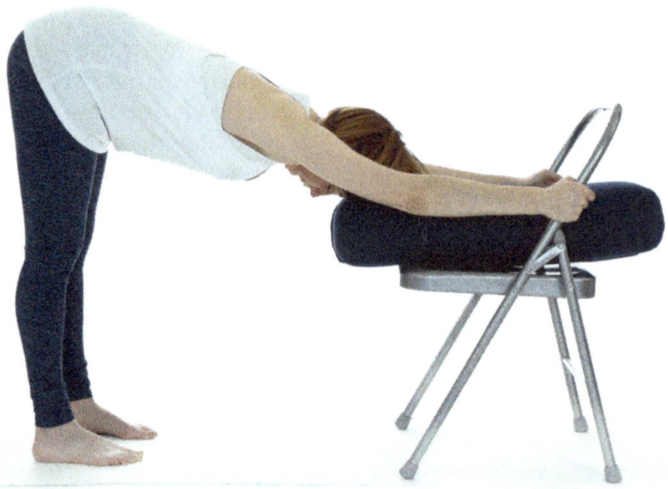

Photo 52

Installation :

- Placez une chaise solide sur votre tapis antidérapant, ainsi qu'un bolster sur son assise pour pouvoir soutenir votre front une fois en position.

- Tenez-vous debout face à la chaise, à environ 30 cm de distance, pieds parallèles et séparés de la largeur de vos hanches. Placez vos mains sur les montants de la chaise.
- Sur une expiration, reculez et penchez-vous à partir de vos hanches (et non de la taille), et posez votre front sur le bolster au niveau de la ligne des cheveux.
- Allongez votre colonne vertébrale de la pointe du coccyx jusqu'au sommet de la tête. Tirez en arrière les têtes de fémur afin d'effectuer une traction. Assurez-vous que votre colonne vertébrale conserve ses courbes naturelles. Cela signifie que vous aurez encore une légère cambrure lombaire. Celle-ci ne sera pas neutralisée mais allongée.
- Gardez vos pieds parallèles, avec le poids uniformément réparti. Votre cou doit être en flexion et non en extension. Fermez les yeux.
- Restez dans la posture 1 à 2 minutes en respirant normalement.

Pour accompagner vos élèves durant la relaxation, si vous êtes enseignant·e :

- Fermez les yeux et respirez naturellement. Vous sentez tout le poids de votre corps reposer sur vos pieds. Vos pieds s'enfoncent petit à petit dans le sol. Vous pouvez alors imaginer des racines qui partent de vos pieds et s'ancrent profondément au sol.
- Quand vous inspirez, vous sentez la sève monter en vous comme un arbre à la sortie de l'hiver.
- Quand vous expirez, vous sentez la sève rejoindre les branches les plus éloignées de votre tronc pour les préparer à la floraison.
- Quand vous inspirez, vous sentez la sève réchauffer votre tronc desséché par un hiver très rigoureux.
- Quand vous expirez, vous sentez alors les premières feuilles éclore.
- Quand vous inspirez, vous sentez l'énergie du printemps vous envahir.
- Quand vous expirez, les branches grandissent et des centaines de petites feuilles naissent.
- Quand vous inspirez, vous sentez les racines se développer en profondeur jusqu'au centre de la Terre.
- Quand vous expirez, les racines puisent dans le sol tout ce dont vous avez besoin pour vous développer majestueusement.
- Quand vous inspirez, vous sentez le tronc s'épaissir de la plante de vos pieds jusqu'au coccyx.
- Quand vous expirez, vous sentez la verte ramure qui part de votre bassin jusqu'à la couronne de votre tête occuper désormais l'espace tout entier.

Vous vous sentez alors tel un chêne, fort et généreux, rempli d'une énergie nouvelle.

Pour sortir de la posture :

Lorsque le temps est écoulé, ouvrez lentement les yeux. Lorsque vous vous sentez prêt·e, placez les mains sur les hanches, allongez l'avant de votre torse, puis redressez le buste en inspirant. Rapprochez vos pieds peu à peu.

VIPARITA KARANI 15 À 20 MINUTES

Traditionnellement, *Viparita Karani* n'est pas considéré comme une posture mais comme un « sceau » (*mudra* en sanscrit). Son nom complet est *Viparita Karani Mudra*. Dans certains textes anciens, comme *Hatha Yoga Pradîpikâ*, il inclut toutes les postures où la tête est en bas et le bassin en l'air, comme *Sarvangasana*, *Halasana* et *Viparita Karani* proprement dit. Ce dernier crée une boucle d'énergie qui tourne dans tout le corps de la tête aux pieds et vous permet de vous sentir revitalisé·e.

Dans cette position, vous transcendez le corps physique et entrez en relation avec votre essence intérieure profonde. Cela vous permet de vous sentir beaucoup plus centré·e et d'orienter vos actions vers vos valeurs les plus élevées.

Contre-indications :

- grossesse,
- pendant les règles,
- sinusite ou rhume,
- reflux gastro-œsophagien,
- spondylolyse et spondylolisthésis,
- glaucome,
- décollement de la rétine,
- en cas d'ischio-jambiers trop courts, pratiquez *Ardha Viparita Karani* (photo 12).

Accessoires nécessaires : un tapis, un mur, deux bolsters, une sangle, quatre couvertures, plusieurs blocs et trois coussins pour les yeux.

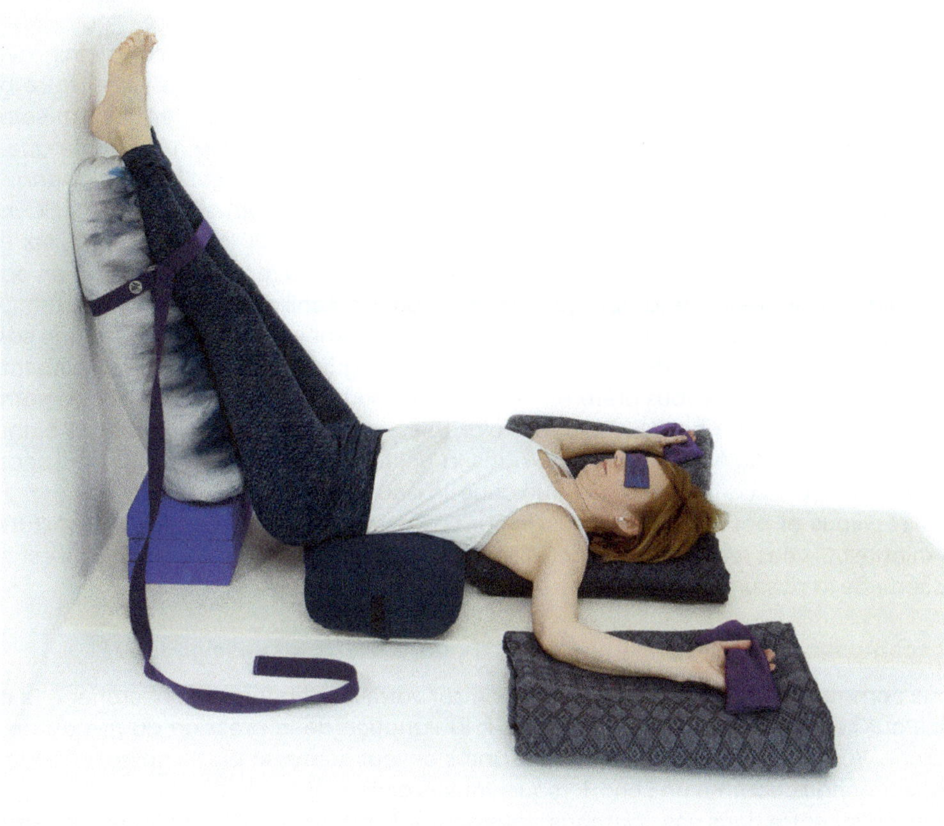

Photo 53

Installation :

- Positionnez un tapis perpendiculairement à un mur. Installez un bolster dans le sens de la largeur face au mur à environ 30 cm de celui-ci. Préparez plusieurs blocs, un second bolster et une sangle pour supporter vos jambes.
- Placez verticalement une couverture rectangulaire à double pli (voir tableau 3) devant le bolster. Puis préparez-en deux autres pour soutenir vos avant-bras une fois que vous serez en position.
- Asseyez-vous de profil sur le bout du bolster, une hanche proche du mur. Pliez les jambes. Gardez les mains posées au sol.

- Pivotez de 90° en vous aidant des mains. Montez les jambes l'une après l'autre contre le mur. En même temps, faites pivoter le tronc dans le sens opposé jusqu'à l'aligner avec les jambes. Allongez votre poitrine et votre tête sur la couverture derrière vous. Votre bassin ainsi que vos côtes flottantes doivent être soutenus par le bolster ; vos épaules et votre tête doivent reposer sur la couverture. Le pubis sera sur la même ligne horizontale que votre nombril, voire légèrement en dessous de ce dernier, afin de stimuler l'énergie *apana*.
- Vos cuisses, les muscles du grand et petit psoas ainsi que votre ventre se relâcheront davantage si vos cuisses sont inclinées à un angle supérieur à 90° par rapport au sol. Placez à l'arrière de vos jambes plusieurs blocs sur lesquels viendra reposer un bolster en position verticale pour soutenir vos jambes jusqu'aux tendons d'Achille.
- Tournez vos mollets vers l'intérieur et entourez étroitement vos tibias à l'aide d'une sangle.
- Soutenez vos bras à l'aide de deux couvertures rectangulaires à double pli. Choisissez pour vos bras la position que vous préférez. Vous pouvez porter vos bras au-dessus de votre tête (en forme de cactus, photo 53) afin de relaxer les trapèzes et les deltoïdes, ou bien positionner vos bras sur les côtés comme dans la posture d'*Ardha Viparita* Karani (photo 12). Posez dans le creux de chaque main un coussin pour les yeux.
- Couvrez-vous et posez un petit coussin sur vos yeux fermés. Restez dans la posture 15 à 20 minutes. Si vous ressentez des fourmillements dans les pieds, cela signifie qu'il est temps de sortir de la posture.

Pour accompagner vos élèves durant la relaxation, si vous êtes enseignant·e :

- Vous commencez par porter votre attention sur votre respiration sans chercher à la modifier. Pour cela, dirigez votre conscience sur la variation de la pression au niveau de votre poitrine. Vous inspirez avec les côtes flottantes et vous sentez la partie postérieure de votre corps répondre, comme un écho, lorsque vous expirez.
- Lorsque l'air entre dans vos poumons, vous sentez le mouvement de chaque côté vers l'extérieur et vers le haut. Lorsque vous expulsez l'air de vos poumons, les muscles du thorax se relâchent petit à petit et vous sentez votre cage thoracique se contracter. Cela ressemble à une symphonie douce et rythmique.
- Vous visualisez alors un papillon à la place de votre thorax. C'est comme si vos poumons s'étaient élargis suffisamment pour devenir les ailes d'un papillon multicolore qui prend son envol. Chaque respiration est comme le mouvement des ailes d'un papillon.
- Votre ventre détendu suit ce rythme. Puis votre visage se relaxe à son tour. Les muscles extérieurs de votre mâchoire, la racine de votre langue se relâchent. Vos bras et vos jambes suivent ce mouvement de relâchement et s'enfoncent dans les accessoires. Toutes les cellules de votre corps inspirent et expirent de concert.
- Vous vous sentez de plus en plus léger·ère, comme si vous étiez en lévitation. Les ailes de votre papillon deviennent transparentes comme celles d'un ange. Vous vous sentez profondément connecté·e à votre essence intérieure, en paix dans l'ici et maintenant.

Pour sortir de la posture :

Lorsque votre relaxation touche à sa fin, reprenez conscience de votre environnement en effectuant de profondes respirations. Bâillez si l'envie vous vient. Bougez les extrémités de vos mains et de vos pieds. Retirez votre coussin pour les yeux et dégagez délicatement vos jambes de la sangle. Très lentement, reculez en vous faisant glisser en direction de la tête jusqu'à ce que votre dos tout entier soit à plat sur le sol. Pliez vos genoux et restez dans cette posture quelques instants. Lorsque vous vous sentez prêt·e, tournez-vous sur le côté et reprenez une position assise.

SAVASANA AVEC LES JAMBES SURÉLEVÉES 25 À 30 MINUTES

Cette variation de *Savasana* permet d'avoir les jambes plus hautes que le cœur et d'obtenir ainsi une légère inversion. Elle permet d'améliorer la circulation sanguine et le drainage lymphatique à travers les jambes et les organes abdominaux. Grâce à la position du corps et à l'angle des jambes, les muscles du psoas et du bas du dos se détendent.

Contre-indications :

- pendant les règles, effectuez *Savasana* avec les chevilles surélevées et lestées (photo 34) ;
- en cas de grossesse de plus de trois mois, effectuez votre *Savasana* sur le côté (photo 49), la position couchée sur le dos étant déconseillée.

Accessoires nécessaires : un tapis, un bolster, deux briques, cinq couvertures et un coussin pour les yeux.

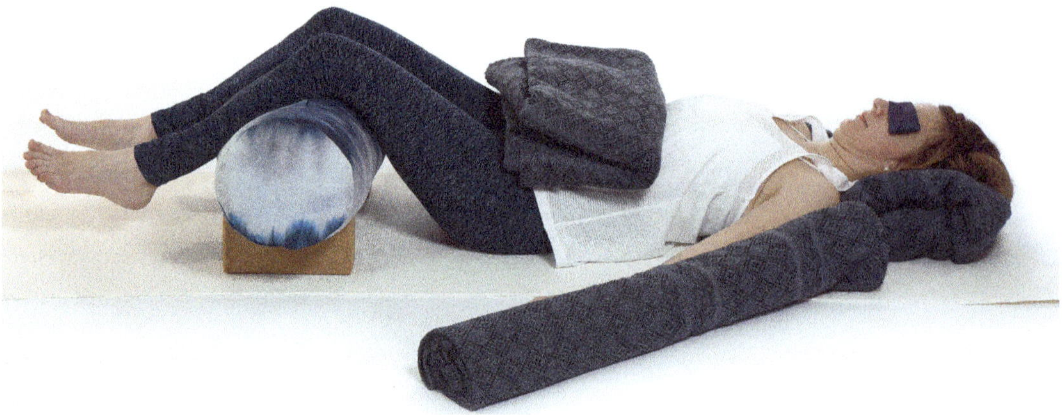

Photo 54

Installation :

- Asseyez-vous sur votre tapis avec vos genoux pliés devant vous et vos pieds à plat sur le sol.
- Placez derrière vous une couverture standard (voir tableau 3) pliée à deux étages : le plus élevé pour soutenir la tête ainsi que la septième vertèbre cervicale et le plus bas pour soutenir les épaules.

- Placez sur deux briques un bolster sous vos genoux. Couvrez vos jambes avec une couverture. Allongez-vous sur le dos et placez vos bras à un angle de 45° sur les côtés de votre corps. Placez vos coudes sur le sol et les paumes de vos mains tournées vers votre corps. Vous pouvez poser contre chacun de vos bras une couverture standard enroulée dans le sens de la largeur afin de vous sentir entouré·e et contenu·e.
- Sur une expiration, placez une couverture « carrée » pliée en deux sur la zone de votre nombril pour relaxer votre ventre et le bas de votre dos.
- Ajustez les bords extérieurs de la couverture le long de votre cou et de votre tête. Cela aide à maintenir et à soutenir votre cou et votre tête dans une position stable (photo 54).
- Couvrez-vous totalement, et placez un coussin sur vos yeux fermés. Portez doucement votre menton en direction de votre poitrine. Relaxez-vous de 25 à 30 minutes.

Pour accompagner vos élèves durant la relaxation, si vous êtes enseignant·e :

- Commencez à vous relaxer. À chaque expiration, relâchez toutes les tensions physiques. Remarquez ce qui soutient vos jambes et laissez vos jambes être soutenues totalement par le bolster. Portez votre attention au niveau du bas de votre dos. Laissez le bas de votre dos et le sacrum s'appuyer fermement sur le sol.
- Portez votre attention au niveau de votre poitrine. Laissez le haut de votre dos se reposer sur le sol. La Terre vous soutient.
- Portez votre conscience au niveau du crâne, du cou et des épaules. Laissez-les se reposer entièrement sur le sol. Vous continuez ainsi avec vos bras et vos mains. Vous laissez la Terre vous soutenir totalement.
- Sentez le soutien de la Terre dans tout votre être. Imprégnez-vous de cette sensation de protection et écoutez le rythme de votre respiration s'approfondir à mesure que vous laissez la Terre vous soutenir toujours davantage.

Pour sortir de la posture :

Une fois le temps écoulé, reprenez conscience de votre environnement extérieur en effectuant de profondes respirations. Tournez vos genoux vers l'intérieur. Portez un genou vers votre poitrine, puis l'autre. Tournez-vous sur le côté et laissez tomber à terre votre coussin pour les yeux. Lorsque vous vous sentez prêt·e, reprenez très lentement une position assise en prenant appui sur votre main.

Avec les yeux toujours fermés, prenez ensuite quelques instants pour ressentir les effets de cette séquence sur votre corps, votre esprit et vos émotions. Prenez acte des éventuels changements sans jugement.

AUTRES SÉQUENCES POUR MIEUX VIVRE LA MÉNOPAUSE

Voici d'autres séquences pour vous aider à gérer les changements importants liés à la ménopause :

Séquence 2	
Supta Baddha Konasana - 15 à 20 minutes	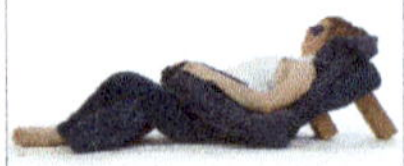
Salamba Setu Bandhasana - 10 à 15 minutes	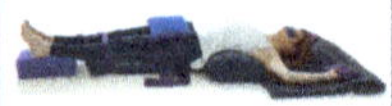
Savasana pour le *pranayama* - 20 à 25 minutes	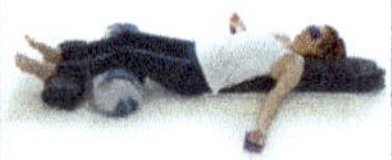
Séquence 3	
Salamba Supta Virasana - 10 à 15 minutes	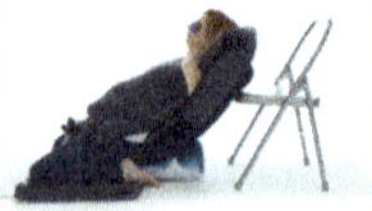
Salamba Matsyasana - 10 minutes	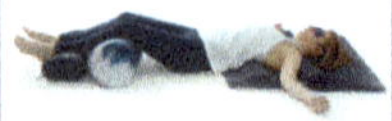
Viparita Baddha Konasana - 10 à 15 minutes	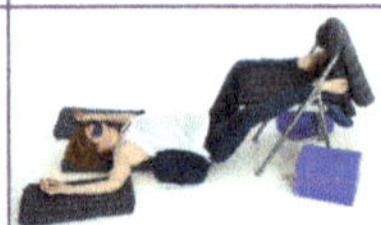
Savasana avec les chevilles surélevées et lestées - 15 à 20 minutes	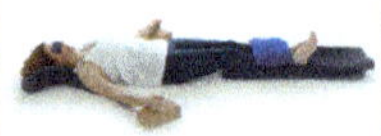

Séquence 4	
Salamba Janu Sirsasana - 2 à 3 minutes de chaque côté	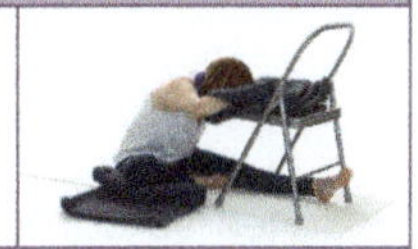
Salamba Jathara Parivartanasana - 2 à 3 minutes de chaque côté	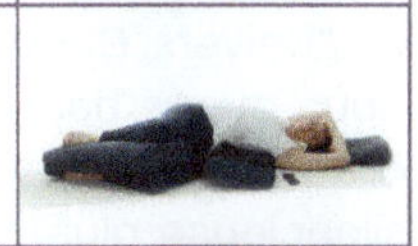
Salamba Setu Bandhasana - 8 à 10 minutes	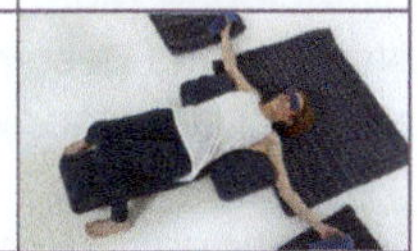
Savasana sur le côté - 15 à 20 minutes	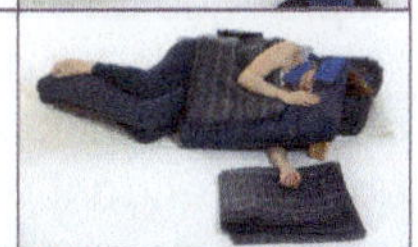
Séquence 5 (pour les élèves avancées)	
Salamba Uttanasana - 2 à 3 minutes	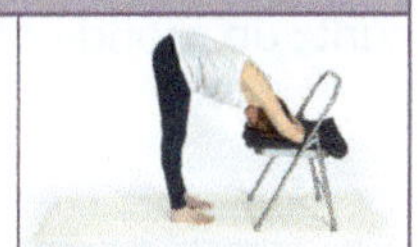
Salamba Sarvangasana - 5 à 10 minutes	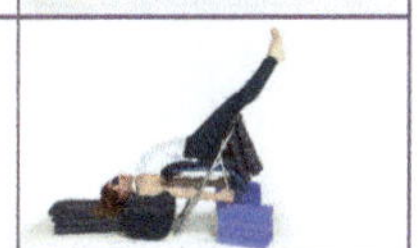
Salamba Urdhva Dhanurasana avec une chaise - 5 minutes	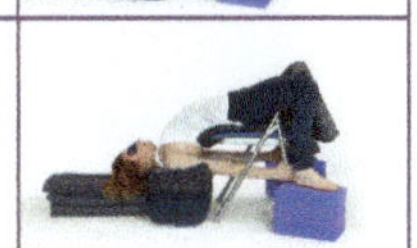
Ardha Viparita Karani - 15 à 20 minutes	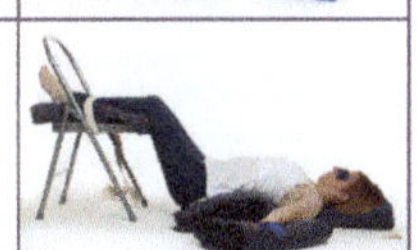
Ardha Halasana - 5 à 10 minutes	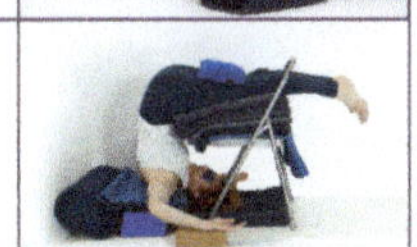
Savasana avec des briques - 12 minutes	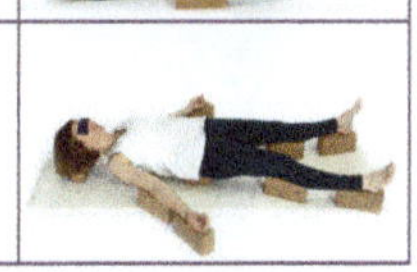

CONCLUSION

Nos vies se caractérisent majoritairement par l'énergie *yang*, l'énergie solaire et masculine de l'Univers. Cette énergie est essentielle pour faire avancer les choses, pour produire ce dont nous avons besoin, pour vivre et nous épanouir. Mais nous sommes rarement encouragés à développer son pendant, l'énergie *yin*. Le *yin*, par opposition au *yang*, est une énergie plus silencieuse, plus intérieure, plus réceptive. C'est l'énergie lunaire, le principe féminin de l'Univers. Nous avons besoin de développer ces deux qualités pour nous sentir équilibrés émotionnellement et développer notre plein potentiel.

La pratique du yoga restauratif nous donne ainsi l'occasion de ralentir et d'apprendre à être à l'aise avec le fait de faire moins. Le moins ne vise pas à éliminer les choses mais à leur redonner du sens. Ralentir, prendre le temps de se reposer peut même se révéler extrêmement productif en nous rendant plus créatifs et en améliorant nos relations au quotidien. Lorsque nous prenons le temps de faire une pause d'au moins 20 minutes par jour, nous prenons part au changement que nous souhaitons voir dans notre monde : un monde plus serein, moins agressif, plus tolérant ; un monde caractérisé par l'empathie et le respect de l'autre.

BIBLIOGRAPHIE

Yoga :

Judith Hanson Lasater, *Relax and Renew*, 1994

Judith Hanson Lasater, *Restore and Rebalance*, 2017

Bo Forbes, *Yoga for Emotional Balance*, 2011

Jillian Pransky, *Deep listening*, 2017

Mel Robin, *A Physiological Handbook for Teachers of Yogasana*, 2002

Gita Iyengar, *Yoga : Joyau de la femme*, 1990

Silva, Mira & Shyam Mehta, *Le Yoga selon Iyengar*, 1990

Philosophie du yoga :

Bernard Bouanchaud, *Yoga-Sūtra de Patanjali, Miroir de Soi*, 2011

Stephen Frey et Tara Michael, *Hatha Yoga Pradîpikâ*, 1974

Judith Hanson Lasater, *L'importance de la parole juste*, 2015

Santé :

Dr H. Benson, *Réagir par la détente*, 1976

Navaz Habib, *Activez votre nerf vague*, 2020

Louann Brizendine, *Les secrets du cerveau féminin*, 2006

Christiane Northrup, *Les plaisirs secrets de la ménopause*, 2019

Anatomie :

Judith Hanson Lasater, *Yogabody : anatomy, kinesiology and asana*, 2009

Wynn Kapit et Lawrence M. Elson, *L'anatomie à colorier*, 2017

Développement personnel :

Marshall B. Rosenberg, *Les mots sont des fenêtres (ou bien ce sont des murs)*, 2016

Jack Kornfield, *Périls et promesses de la vie spirituelle*, 1998

Sites internet :

Pour en savoir plus sur Audrey et les formations en yoga restauratif :
https://restorativeyoga.fr

Pour pratiquer et se former en ligne avec Audrey :
https://www.restorativeyoga.online

Pour mieux connaître Judith Hanson Lasater :
https://www.judithhansonlasater.com

Pour mieux connaître Lizzie Lasater :
https://www.lizzielasater.com

Pour rechercher un enseignant qualifié :
https://restorativeyoga.fr/communaute/cours/

OÙ SE PROCURER LES ACCESSOIRES ?

Bolsters, couvertures, briques, sangles
et coussins pour les yeux :
https://eu.manduka.com
https://www.yogamatters.com

Bolsters et couvertures Hugger Mugger :
https://jivamukti-shop.com

Chaises et blocs :
https://chin-mudra.yoga
Coussins pour les yeux légers et doux :
http://eyepillows.it

REMERCIEMENTS

Je n'aurais jamais pu écrire ce livre sans la richesse des enseignements de mes professeurs : Judith Hanson Lasater, François Raoult et Bo Forbes. Je remercie tout particulièrement Judith Hanson Lasater et François Raoult pour leur générosité dans la transmission et leur soutien tout au long de mon parcours. Le yoga restauratif fait partie intégrante de ma vie et de celle d'un grand nombre de mes élèves, qui le transmettent à leur tour avec amour et dévouement !

Je remercie également mes parents, Martine et Thierry Favreau, pour leurs encouragements pour écrire ce livre et le temps qu'ils ont consacré aux relectures ; mon frère, Olivier Favreau, pour son aide dans la recherche d'une maison d'édition ; et ma sœur, Caroline.

Enfin, et surtout, mon époux Guido Parodi, pour son amour, sa patience et le temps qu'il a passé à s'occuper de nos enfants pendant que je me consacrais à l'écriture de ces pages. Merci du fond du cœur !

Pour en savoir plus sur l'autrice :

restorativeyoga.fr

info@restorativeyoga.fr

Impression : CPI Bussière à Saint-Amand Montrond
N° d'impression : 2061669